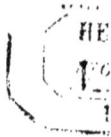

CONTRIBUTION A L'ÉTUDE ÉTIOLOGIQUE

DE

LA DIPHTÉRIE

PAR

Le Dʳ Ludwik ZALESKI

Lauréat des concours pour les bourses (octobre 1886),
Aide-préparateur d'Histoire naturelle (juillet 1887),
Premier externe des Hôpitaux (décembre 1887),
Interne provisoire des Hôpitaux.

MONTPELLIER

TYPOGRAPHIE ET LITHOGRAPHIE CHARLES BOEHM
ÉDITEUR DU MONTPELLIER MÉDICAL,
DE LA GAZETTE HEBDOMADAIRE DES SCIENCES MÉDICALES

1890

CONTRIBUTION A L'ÉTUDE ÉTIOLOGIQUE

DE

LA DIPHTÉRIE

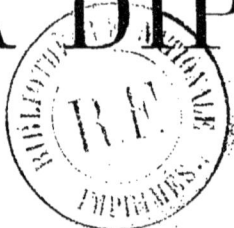

PAR

Le Dr Ludwik ZALESKI

Lauréat des concours pour les bourses (octobre 1886),
Aide-préparateur d'Histoire naturelle (juillet 1887),
Premier externe des Hôpitaux (décembre 1887),
Interne provisoire des Hôpitaux.

MONTPELLIER

TYPOGRAPHIE ET LITHOGRAPHIE CHARLES BOEHM
ÉDITEUR DU MONTPELLIER MÉDICAL,
DE LA GAZETTE HEBDOMADAIRE DES SCIENCES MÉDICALES.

1890

A MON PRÉSIDENT DE THÈSE

Monsieur le Professeur CARRIEU.

L. ZALESKI

A MES PARENTS

A MES MAITRES

A MES AMIS

L. ZALESKI

INTRODUCTION

Au mois de mai dernier, l'opinion publique fut assez vivement impressionnée par la publication, dans les journaux politiques, de certains faits relatifs à la transmission de la diphtérie des animaux à l'homme.

La presse médicale publia des leçons de Sevestre, de Jules Simon, leçons dont la lecture nous a donné l'idée d'étudier d'un peu plus près cette question, si importante au point de vue de l'étiologie et de la prophylaxie de la diphtérie.

Encouragé dans cette voie par M. le professeur Carrieu, nous avons fait, à ce sujet, d'assez longues recherches, que nous soumettons à nos Juges sous la forme de Thèse inaugurale.

Notre travail se divise en trois chapitres. — Dans le chapitre premier, nous faisons l'étude du bacille de la diphtérie considéré en lui-même. Nous examinons son histoire, sa recherche, ses cultures, ses caractères. Nous décrivons les expériences faites sur les animaux, la découverte des toxines, leur préparation, leurs effets et leur composition chimique. Nous constatons la longévité du bacille et de ses produits. Nous décrivons le bacille pseudo-diphtéritique, le bacille atténué. Le retour à la virulence de ce dernier. Nous affirmons l'identité des deux bacilles. Enfin nous traitons de l'immunité.

Dans le chapitre deuxième, nous étudions le bacille de la diphtérie en contact avec l'homme et les animaux. Nous faisons l'étude générale de la diphtérie chez l'homme, de la diphtérie chez les animaux.

Dans le chapitre troisième, nous étudions les modes de contagion immédiate et médiate par l'inoculation, le contact direct,
l'air, les effets, les instruments, les voitures, une tierce personne,
les chiffons, les animaux et leurs produits. Nous recherchons les
circonstances qui favorisent la contagion et influent sur la malignité. Les conditions sanitaires défectueuses, le refroidissement,
les basses températures, les faibles pressions, l'humidité, les
maladies antérieures et coexistantes, l'âge, l'atténuation du bacille, la présence de microbes divers.

Nous nous demandons si la diphtérie des animaux est transmissible à l'homme et citons des faits qui montrent la réalité de
cette transmission. Enfin nous nous efforçons de répondre à la
question de savoir s'il y a une diphtérie ou des diphtéries.

On a l'habitude d'inscrire au début d'une Thèse les noms des
personnes qui vous ont témoigné de l'intérêt. Si nous l'avons fait
d'une façon trop générale, on ne nous en voudra pas lorsqu'on
saura qu'il nous aurait fallu citer à peu près tous nos Maîtres de
la Faculté et des Hôpitaux, et bien d'autres personnes encore.

Nous remercierons cependant d'une façon toute particulière
M. le Doyen de la Faculté, qui, dès le début de nos études, a
bien voulu nous aider de ses sages conseils et nous a toujours
témoigné le plus bienveillant intérêt.

M. le professeur Carrieu nous a non seulement guidé dans
nos études médicales, mais il nous a fait l'honneur de nous
ouvrir sa maison. Nous avons trouvé auprès de lui, comme médecin et comme Maître, une bienveillance de tous les instants. Qu'il
veuille bien recevoir ici l'expression de notre respectueuse recon-
naissance !

CONTRIBUTION A L'ÉTUDE ÉTIOLOGIQUE

DE

LA DIPHTÉRIE

CHAPITRE PREMIER.

1º De nombreux bacilles et microcoques avaient été tour à tour regardés comme spécifiques de la diphtérie par ceux qui les avaient isolés et décrits, lorsque Klebs, au congrès de Wiesbaden en 1883, signala un bacille spécial à la diphtérie. Il décrivit sa disposition dans les fausses membranes à la surface des muqueuses malades.

C'est Lœffler, en 1884, qui fit paraître le travail le plus considérable qui ait été fait sur la question.

M. Lœffler [1] a étudié 25 cas de diphtérie : dans la plupart d'entre eux il a trouvé, à l'examen microscopique, le bacille de Klebs ; il a pu, dans six cas, isoler et cultiver ce bacille à l'état de parfaite pureté. Par des inoculations à des pigeons, des poules, des lapins et des cobayes, il a pu reproduire la fausse membrane diphtéritique. Sur ces mêmes animaux, il a pu encore obtenir la fausse membrane en badigeonnant avec des cultures pures la muqueuse excoriée de la conjonctive, de la trachée, du pharynx et du vagin. Mais il ne croit pas devoir affirmer que le bacille de Klebs est celui de la diphtérie.

[1] Mittheilungen aus den Kaiserl. Gesundheitsamte. Band II, 1884, pag. 421.

En 1887, Lœffler [1] rapporte qu'il a trouvé le bacille de Klebs dans dix nouveaux cas de diphtérie. Il ne se prononce pas encore sur la spécificité du bacille.

En 1888, M. G. Hoffmann [2] publie un mémoire sur la diphtérie ; il y confirme en partie les résultats obtenus par Lœffler et déclare qu'il ne lui est pas possible de se prononcer encore sur la spécificité du bacille étudié par Lœffler.

Roux et Yersin [3], dans les *Annales de l'Institut Pasteur*, affirment que le bacille de Klebs et Lœffler est le bacille spécifique de la diphtérie. «Nous l'avons trouvé, disent-ils, dans tous les cas (15) de diphtérie que nous avons examinés ; avec les cultures pures de ce bacille nous avons, comme M. Lœffler, reproduit les fausses membranes chez les animaux ; mais, plus heureux que lui, nous avons pu leur donner des paralysies analogues à celles que l'on observe chez l'homme à la suite de la diphtérie. Enfin, nous avons démontré que les cultures de ce bacille contiennent un poison qui, selon les doses auxquelles on l'injecte, tue rapidement les animaux ou leur donne des paralysies sans l'intervention des microbes vivants. »

Zarniko [4], en 1889, déclare que, sur 20 cas d'épidémie bien constatée de diphtérie, dix-huit fois les cultures ont été positives.

La spécificité du bacille de Klebs et Lœffler est donc parfaitement démontrée par ces différents auteurs.

Les mémoires parus depuis et dus, soit à Roux et Yersin [5], soit à Lœffler [6], ont confirmé la spécificité du bacille.

---

[1] Centralblatt für Bact. Band II, 1887, pag. 105.

[2] Recherches sur le bacille diphtéritique de Klebs et de Lœffler et sur son importance pathogène. Wiener med. Wochenschrift, n°s 3 et 4, 1888.

[3] Annales de l'Institut Pasteur, 25 décembre 1888, pag. 63!.

[4] Zarniko ; Centralblatt für Bacteriologie und Parasitenk. B. VI, 1889.

[5] Roux et Yersin ; Annales de l'Institut Pasteur, tom. IV, juillet 1890.

[6] Deutsch med. Woch., n°s 5 et 6, 1890.

2° Si l'on examine au microscope la coupe d'une fausse membrane diphtéritique et de la muqueuse à laquelle elle est adhérente, dans les cas de diphtérie à marche rapide, après coloration des coupes au bleu de méthylène, on voit que les parties superficielles de la fausse membrane sont formées par une couche de petits bacilles presque à l'état de pureté. Ce sont les bacilles de Klebs. Ils sont séparés de la muqueuse, dépouillée de son épithélium, par une couche de fibrine granuleuse et par un réseau fibrineux adhérent au tissu muqueux, dont les vaisseaux, très dilatés, ont laissé échapper des globules rouges. La zone la plus superficielle de la fausse membrane contient, souvent aussi, des microbes divers mélangés aux amas de bacilles de Klebs, qui sont les plus nombreux immédiatement au-dessous.

Ces petits bacilles sont seuls caractéristiques de la diphtérie. C'est dans les cas très infectieux qu'ils sont surtout nombreux.

Pour extraire de ces fausses membranes le bacille spécifique à l'état de pureté, voici le procédé suivi par Roux et Yersin : « Avec un fil de platine, on étale à la surface d'un tube de sérum coagulé une petite parcelle de la fausse membrane.

» Avec le même fil, sans le recharger de semence, on fait plusieurs stries sur différents tubes de sérum. Dans les tubes ensemencés les premiers il se développe à la température de 33°, le long des stries, un grand nombre de colonies variées, trop rapprochées pour être reconnues ; mais, dans les tubes semés en dernier lieu, les colonies sont assez nettement séparées pour que l'on puisse distinguer parmi elles celles du bacille spécifique. Elles se présentent sous forme de petites taches arrondies, blanc grisâtre, dont le centre est plus opaque que la périphérie. Lorsqu'on a reconnu, au microscope, qu'une colonie est semée de bacilles purs, on la sème, de même façon, sur plusieurs tubes de sérum. »

Après avoir ainsi isolé le microbe de la diphtérie, on le colore au bleu alcalin. Il paraît, à l'examen, plus petit que dans les fausses membranes.

Il est à peu près de la même longueur que le bacille de la tuberculose, mais plus épais ; ses extrémités arrondies prennent plus fortement la couleur que la partie moyenne.

Le bacille de la diphtérie est immobile. Il se multiplie abondamment dans les milieux liquides ; le bouillon de veau légèrement alcalin devient acide après quelques jours de culture. Cette acidité persiste assez longtemps ; mais, si l'air libre a accès dans la culture, elle est remplacée par une réaction alcaline. Dans le bouillon, le développement se fait sous forme de petits grumeaux qui se fixent sur la paroi des vases.

Le bacille se cultive le plus énergiquement à l'air.

Dans le bouillon glycériné, qui perd rapidement sa réaction alcaline, remplacée par une acidité exagérée, le bacille perd sa vitalité. Soit à l'étuve, soit à la température ordinaire, le bacille, semé sur du bouillon et mis dans des tubes fermés à la lampe, peut se conserver plus de six mois.

Dans les cultures anciennes, les bacilles ont presque tous perdu la propriété de prendre les matières colorantes. Les bacilles à formes renflées, arrondies ou en poires, se teignent encore fortement.

D'après Roux et Yersin, le bacille de Klebs ne se trouve pas, en général du moins, dans le sang et les viscères. Chantemesse et Vidal[1] déclarent que, dans les cas d'infection profonde, on peut trouver des bacilles de la diphtérie dans l'urine, dans le foie, dans les reins et même dans d'autres organes. Bard[2] (de Lyon) dit que les déjections alvines peuvent contenir des germes.

Le bacille de la diphtérie a-t-il des spores ? Babès, en inoculant sur gélatine des cultures faites sur le sérum et en les pla-

[1] Société de Médecine pratique, 1889.
[2] Bard, Lyon médical, 10 février 1889 et seq.

çant pendant plusieurs semaines à une température de 18 à 22°, qui est la limite inférieure de leur germination, a obtenu, dans deux cas, des spores. Ces spores toujours allongées et ovoïdes, de façon à donner la figure d'un court bacille, ont un diamètre un peu inégal de 1 μ environ d'épaisseur.

On trouve encore le bacille, tantôt à l'une de leurs extrémités, tantôt aux deux pôles de la spore. Parfois les spores sont libres ou forment des amas ou des séries dans lesquelles elles sont accolées par leurs bords. Elles supportent une température de 100°. En les cultivant sur le sérum du sang, elles donnent des cultures analogues à celles de Lœffler.

Babès conclut, à raison de la rareté des cas où les spores se produisent, à la présence dans ses préparations d'un bacille différent de celui de Lœffler, possédant des spores et jouissant de la propriété de produire de fausses membranes sur la muqueuse des animaux.

3° Expérimentant sur des lapins, des pigeons et des poules, Lœffler a réussi à produire de fausses membranes en excoriant, avec un fil de platine chargé de culture, la muqueuse du pharynx, de la conjonctive et de la vulve. En inoculant le bacille de Klebs dans la trachée d'un lapin, après la trachéotomie, la trachée se congestionne, se tapisse de fausses membranes, les tissus se gonflent, les ganglions s'engorgent, la respiration est difficile.

L'inoculation sous-cutanée de 1 centim. cube d'une treizième culture de diphtérie a causé la mort de pigeons en moins de soixante heures [1]. Le muscle qui a reçu une partie du liquide est gonflé, ses fibres ont une teinte jaune. Les vaisseaux sont dilatés et contiennent un sang noir et mal coagulé.

Les lapins, après une injection sous-cutanée faite avec la

---

[1]. Roux et Yersin ; Annales de l'Institut Pasteur, décembre 1888, pag. 634.

même culture, meurent en quatre jours. A l'autopsie, on trouve un œdème étendu au point d'inoculation, un gonflement des ganglions de l'aine et de l'aisselle, une congestion de l'épiploon et du mésentère. Le foie, jaune et friable, est le siège d'une dégénérescence graisseuse.

Les cobayes, injectés avec la même culture, meurent en trente-six heures.

Au point d'inoculation on trouve un enduit membraneux grisâtre ; un œdème gélatineux plus ou moins étendu; de la congestion des ganglions et des organes internes.

Les plèvres sont le plus souvent remplies par un épanchement séreux.

Les *injections intra-veineuses* tuent les lapins en moins de soixante heures. On trouve à l'autopsie une congestion générale des organes abdominaux, une dilatation des vaisseaux, le gonflement des ganglions, une néphrite aiguë. Les animaux qui résistent sont, au bout de quelques jours, atteints de paralysie. Inoculé dans le *péritoine*, le bacille de la diphtérie tue les cobayes moins rapidement que l'inoculation sous-cutanée ; les animaux résistent quatre et cinq jours.

Les cultures anciennes conservées à l'air pendant cinq mois, mais à l'abri de la lumière, tuent un cobaye en cinq jours ; rajeunies, elles font périr l'animal en vingt-quatre heures.

Nous avons dit plus haut, à propos des injections intra-veineuses, que les animaux qui résistent, sont, au bout de quelques jours, atteints de paralysie.

Ce dernier fait, Lœffler dit, dans son mémoire de 1884, ne l'avoir pas observé chez les animaux qui avaient résisté à l'inoculation du bacille de Klebs.

L'existence de ces paralysies, parfaitement mise en lumière par MM. Roux et Yersin, complète la ressemblance de la maladie expérimentale avec la maladie naturelle et établit d'une façon certaine le rôle spécifique de ce bacille.

Un pigeon inoculé dans le pharynx avec une culture pure du bacille de Klebs, paraissant guéri, après avoir eu de fausses membranes, eut, trois semaines après l'inoculation, une faiblesse musculaire telle qu'il se tenait difficilement debout, avançait à peine de quelques pas lorsqu'on le forçait à marcher et tombait en avant. Malgré une légère amélioration dans une patte, il mourut cinq semaines après l'inoculation.

A l'autopsie, on ne constata aucune lésion des articulations, du système nerveux pouvant expliquer les troubles moteurs.

Chez les lapins, même résultat, soit par inoculation du pharynx, soit par injection intra-veineuse.

A l'autopsie, on trouve, si la maladie a peu duré, de la congestion des ganglions et des divers organes, un état graisseux du foie, quelquefois une diminution de consistance de la moelle épinière.

4° Le microbe de la diphtérie élabore un poison très actif qui peut se répandre dans tout l'organisme. L'existence de ce poison avait été supposée par Lœffler en 1884. Dans son travail sur le microbe de Klebs, il conclut à un poison chimique, isolable du bacille, une sorte d'enzyme analogue au poison des semences de jéquirity, mais plus considérablement toxique [1].

En 1888, MM. Roux et Yersin démontrent l'existence de ce poison [2]. « Filtrons, écrivent-ils, filtrons sur porcelaine une culture dans du bouillon de veau, après qu'elle est restée sept jours à l'étuve ; tous les microbes sont retenus par le filtre, et le liquide obtenu est parfaitement limpide et légèrement acide. Il ne contient aucun organisme vivant ; laissé à l'étuve, il ne se trouble point ; ajouté à du bouillon alcalin, il ne donne pas de culture ; introduit aux doses de 2 à 4ᶜᶜ sous la peau des animaux, il ne les rend pas malades. Il n'en est plus ainsi si l'on emploie

---

[1] Gazette médicale de Paris, 3 juin 1890, pag. 211.
[2] Annales de l'Institut Pasteur, décembre 1888, pag. 642.

des doses plus fortes, si l'on injecte, par exemple, 35cc dans la cavité péritonéale d'un cobaye ou dans les veines d'un lapin. Immédiatement après l'opération, le cobaye paraît bien portant, mais, après deux ou trois jours, son poil se hérisse, il ne mange plus, un écoulement sanguinolent se produit quelquefois par l'urèthre, la faiblesse de l'animal va en augmentant, sa respiration devient irrégulière, et il meurt le cinquième ou sixième jour après l'injection. A l'autopsie, les ganglions des aisselles et des aines sont congestionnés, tous les vaisseaux sont dilatés, surtout ceux des reins et des capsules surrénales, l'urine est parfois sanglante; il y a des ecchymoses le long des vaisseaux, et les plèvres contiennent un épanchement séreux. »

La dose de poison contenu dans la culture fait varier l'intensité des accidents. Chez un cobaye, la respiration était seulement diaphragmatique et saccadée ; il présentait la plus grande analogie avec certains malades atteints, après la diphtérie, de paralysies de certains muscles respiratoires.

Dès le quatrième ou cinquième jour, les lapins, injectés à 35cc de liquide filtré, sont paralysés du train postérieur et meurent rapidement. Lorsque l'intoxication est moins aiguë, la paralysie peut rester quelque temps limitée à un groupe de muscles.

Le poison des cultures anciennes est plus rapide et plus abondant que celui des cultures récentes. Il tue un lapin en cinq ou six heures avec une injection de 35cc.

Les animaux inoculés avec des cultures pures du bacille de Klebs et ceux inoculés avec le produit de filtration des cultures présentent exactement les mêmes phénomènes.

Quelle est la nature du poison diphtéritique? Roux et Yersin pensaient, en décembre 1888, que ce devait être une diastase. Brieger et Fraenkel[1] ont reconnu qu'on réussit à tuer le bacille sans influencer la toxicité des cultures, lorsqu'on le soumet

[1] Gazette médicale de Paris, 3 mai 1890, pag. 211.

trois à quatre heures à 50°, à condition d'opérer sur une petite quantité, 10 à 20^{cc}.

Ils ont analysé le résidu de cette opération et le nomment toxalbumine. Il se présente sous forme de masse amorphe d'un blanc neigeux, très peu dense ; par ses réactions il se rapproche du sérum albumine ; mais, par l'analyse chimique, il se rattache au groupe des albuminoses et des peptones :

C 45,35 ; H 7,13 ; O 29,80 ; Az 16,73 ; S 1,39.

Ce serait un produit de désassimilation de la propre substance de l'organisme infecté.

5° Le bacille de la diphtérie peut se trouver avec toute sa virulence dans la bouche des personnes qui viennent d'avoir la diphtérie, alors que les pseudo-membranes n'existent plus et que la muqueuse est parfaitement saine. Roux et Yersin l'ont trouvé dans la bouche de certains malades trois jours, onze jours et quatorze jours après la disparition complète des fausses membranes. Des tubes de sérum ensemencés ont donné des cultures virulentes. On voit les conséquences cliniques résultant de cette constatation.

Le bacille diphtéritique se conserve très longtemps vivant dans les cultures ; des cultures étaient encore virulentes après cinq mois de conservation à 33°. Du sérum contenu dans des tubes clos, à l'abri de l'air et de la lumière, était virulent après treize mois de conservation. A la température de 45°, ils étaient stériles en quatre jours.

Sous l'action du soleil et de l'humidité, le virus meurt après quelques minutes à 58°. Il peut résister plusieurs heures à une chaleur sèche de 98°.

Les fausses membranes conservent fort longtemps leur virulence.

La contagion peut ainsi se produire à plusieurs mois, plusieurs années d'intervalle. Les observations qui suivent sont intéressantes à ce point de vue.

PREMIÈRE OBSERVATION [1].

Un homme avait perdu, quatre ans auparavant, son enfant atteint de diphtérie. Il avait soigneusement enfermé dans un tiroir le pinceau qui avait servi à badigeonner la gorge de l'enfant. Cet homme, ayant un jour souffert de la gorge, eut l'idée de se badigeonner avec ce même pinceau. Peu après, il mourait de diphtérie, sans que le Dr Worms, qui le soignait, eût pu trouver trace de diphtérie dans le voisinage.

OBSERVATION II [2].

Legrand rapporte le fait suivant : Un fossoyeur, en Normandie, triait avec son fils les ossements de personnes mortes de la diphtérie depuis vingt-cinq ans. Le fils, sans autre étiologie reconnue, prit la diphtérie et mourut.

OBSERVATION III [3].

M. T..., âgé de 43 ans, né à la Gravelle à 16 kilom. de Laval, part pour l'Algérie occuper un poste dans les Ponts et Chaussées. En mai 1883, il est atteint de diphtérie et meurt. Son frère, âgé de 40 ans, agent d'assurances, habitait Laval.

Après la mort de son frère, on expédie les malles contenant les effets de ce dernier, d'Alger à Laval ; elles y arrivent en juillet. Il n'y avait alors pas un seul cas de diphtérie à Laval. M. T... jeune laisse de côté les malles pendant quelques jours,

---

[1] Sevestre ; Des conditions de propagation de la diphtérie. Progrès médical, tom. XI, n° 18, 3 mai 1890.

[2] Sevestre ; loc. cit.

[3] H. Toinot ; Note sur l'étiologie de la diphtérie. Rev. d'Hygiène, pag. 658, 1887.

puis les ouvre. Il sort les effets de son frère, classe ses papiers. Peu de temps après, il est atteint d'angine diphtéritique et meurt en trois jours.

De ces quelques faits ressort l'obligation de faire désinfecter par la chaleur humide tous les objets qui ont été en contact avec les malades atteints de diphtérie [1].

6⁰ Dans tous les cas d'ensemencement, les cultures ne possèdent pas le même degré de virulence ; à quoi cela peut-il tenir ?

La présence dans les fausses membranes d'un bacille non virulent, fort semblable par ses caractères microscopiques et ses colonies au bacille diphtéritique, a été signalée par plusieurs auteurs, qui l'avaient trouvé même dans la bouche de gens parfaitement sains.

Lœffler, le premier, l'a signalé et le croit d'une espèce différente de celle du bacille diphtéritique. Hoffmann a rencontré ce même bacille dans la diphtérie, les angines rubéoliques et scarlatiniformes. Ce bacille, appelé par Lœffler pseudo-diphtéritique, est identique comme aspect et comme apparence de colonies au bacille diphtéritique vrai. Il prend bien le bleu de Lœffler et se teint d'une façon intense par le procédé de Gram.

Il se différencie, très faiblement du reste, d'avec le bacille virulent : par sa plus faible longueur dans les colonies sur sérum; par la plus grande abondance de ses cultures dans le bouillon, cultures qui se continuent à une température de 20 à 22⁰; par sa croissance dans le vide moins abondante que celle du bacille vrai.

Roux et Yersin, l'ayant cherché sur 45 enfants atteints de maladies diverses, à l'Hôpital des Enfants, l'ont trouvé 15 fois. Faisant les mêmes recherches dans un village très sain des bords de la mer, sur 59 enfants très bien portants, 26 portaient dans

[1] Progrès médical, 3 mai, 17 mai, 24 mai 1890.

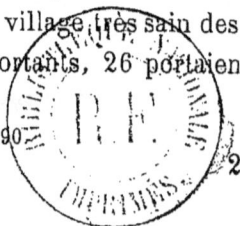

2

leur bouche le bacille pseudo-diphtéritique. Ce bacille est donc fort répandu et peut être considéré comme un hôte fréquent de la bouche.

Les angines rubéoliques paraissent constituer dans la bouche un terrain très favorable à la culture du bacille pseudo-diphtéritique. Dans tous les cas, ces bacilles étaient toujours fort peu nombreux. L'inoculation des cultures de ces bacilles n'a jamais produit la mort des animaux en expérience, les effets variaient entre une action locale nulle et des œdèmes notables.

Le microbe vrai et le bacille pseudo-diphtéritique sont-ils de nature différente ? Non, car la différence de virulence n'implique pas une différence d'origine. La nature présente tous les intermédiaires entre le bacille virulent et le bacille non virulent. Les relations qui existent entre eux sont probablement de même ordre que celles qui existent entre la bactéridie virulente et la bactéridie très atténuée.

Comment se produit cette atténuation ? Certains auteurs prétendent que les cultures anciennes ont perdu leur virulence ; il n'en est rien. Ces cultures, qui par inoculation ne tuaient pas un cobaye, semées à nouveau, donnaient des bacilles très virulents. Le caractère de l'atténuation virulente, c'est d'être héréditaire.

Flügge dit que le bacille de la diphtérie s'atténue après plusieurs générations sur gélose glycérinée. Roux et Yersin, qui ont particulièrement étudié cette question, ont obtenu des résultats négatifs en exagérant l'action de l'air sur les cultures. Le bacille diphtéritique cultivé entre 39°,5 et 40° dans un courant d'air perd sa virulence avant de mourir. Les bacilles cultivés dans un courant d'air à 39°,5 ont des formes renflées, ils se colorent mal.

L'atténuation est encore plus rapide par l'action combinée de la dessiccation et de l'action de l'air.

Il est donc possible, concluent Roux et Yersin, en partant

d'un bacille diphtéritique virulent, d'obtenir un bacille dépourvu de virulence, tout à fait semblable aux bacilles atténués que l'on retire des angines diphtéritiques bénignes ou encore de la bouche de certaines personnes en bonne santé. Ce microbe, artificiellement préparé, se confond avec le pseudo-diphtéritique ; comme lui, il pousse plus abondamment à une température plus basse, il rend le bouillon plus rapidement alcalin, il croît très peu dans le vide.

Le bacille diphtéritique très atténué et le pseudo-diphtéritique possèdent au minimum la propriété de faire des toxines ; leurs cultures filtrées sur porcelaine ne tuent qu'au bout de cinq ou six mois les lapins inoculés.

Le bacille atténué et le bacille pseudo-diphtéritique peuvent-ils retourner à la virulence, expliquant ainsi ces redoublements de gravité dans les épidémies, ces cas apparaissant sans étiologie bien nette ?

Ce retour à la virulence n'a pu être obtenu par le passage en des animaux de plus en plus résistants. On ne sait pas encore renforcer la virulence quand elle est descendue trop bas. Mais en employant un microbe ayant encore quelque action sur les cobayes, en associant ce virus non mortel au microbe de l'érysipèle, injectant ce mélange à un cobaye, le renforcement a été obtenu.

Nous rapprocherons de ces expériences les résultats obtenus par M. Babtekinsky, dans la guérison de l'angine diphtéritique, par l'inoculation de l'érysipèle.

7° Est-il possible d'accoutumer les animaux au poison diphté ritique et de produire chez eux, par ce moyen, l'immunité contre la diphtérie ?

MM. Behring et Kitasato [1], dans un travail qui sort de l'Insti-

---

[1] Semaine médicale, 10 décembre 1890.

tut d'hygiène de R. Koch, déclarent qu'ils ont trouvé le moyen de conférer aux animaux l'immunité pour la diphtérie et le tétanos. Ils ne décrivent malheureusement pas encore leur procédé.

Il s'agirait, d'après eux, d'une action *antitoxique* ou *antifermentescible* distincte de celle qu'on est convenu d'appeler *antiseptique* et *désinfectante*. Cette action aurait une influence directe sur les germes vivants eux-mêmes, sur les microbes qui produisent le poison chimique.

M. Fraenkel [1] a trouvé que l'on peut rendre les cobayes réfractaires à l'inoculation *sous-cutanée* des microbes virulents de la diphtérie, en injectant, sous la peau du ventre, de 10 à 20^{cc} d'un bouillon de culture des bacilles de la diphtérie, datant de trois semaines et soumis pendant une heure à une température de 65 à 70°.

Cette vaccination ne confère l'immunité que pour les inoculations faites après un délai de quinze jours.

Dans les premiers jours qui suivent l'inoculation, la force de résistance de l'organisme à l'infection est même moindre qu'à l'état normal.

L'immunité ainsi conférée n'existe que pour l'inoculation *sous-cutanée*.

Le vaccin efficace de M. Fraenkel est peu toxique, on peut en injecter jusqu'à 40 ou 50^{cc} sans observer aucune conséquence immédiate fâcheuse.

Ce vaccin est dépourvu de toute action thérapeutique.

Il devrait son pouvoir de conférer l'immunité, à une substance que recherche M. Brieger et qui aurait le pouvoir d'inhiber l'action toxique de la toxalbumine.

[1] Berl. klin. Wochensch., 3 décembre 1890.

CHAPITRE II.

1° Dans la première partie de ce travail, nous avons étudié le bacille de Klebs au point de vue purement expérimental ; nous avons montré la façon dont on pouvait le recueillir, le cultiver, l'atténuer, lui rendre sa virulence, isoler l'agent toxique qu'il élabore, et étudié l'action du bacille sur les animaux. Nous avons tâché de montrer que le bacille vrai atténué et le bacille pseudo-diphtéritique présentaient les mêmes caractères, jouissaient des mêmes propriétés. Avec Roux et Yersin, nous avons affirmé la spécificité du bacille de Klebs et Lœffler.

Nous plaçant au point de vue pratique, nous allons étudier dans ce second chapitre l'action du bacille diphtéritique sur l'organisme humain et sur les animaux.

L'organisme peut être infecté de bien des façons, que nous étudierons plus loin, et cette infection se traduit par des manifestations locales et par des symptômes généraux variables comme nature et comme intensité.

En effet, dans la forme la plus habituelle et qui est la moins terrible (angine diphtéritique franche), les symptômes locaux ont beaucoup plus d'importance que les symptômes généraux.

Dans la forme maligne de la diphtérie, les symptômes généraux ont beaucoup plus d'importance que les symptômes locaux. Tantôt la diphtérie maligne affecte une forme lente, tantôt elle peut prendre des allures foudroyantes. Valleix est mort en quarante-huit heures sans avoir présenté d'accidents du côté du larynx. Les malades meurent, comme le dit Trousseau, d'empoisonnement général, à la façon des maladies septiques et pestilentielles.

C'est entre 3 et 7 ans que la diphtérie simple s'attaque le plus souvent à l'homme, bien qu'elle n'épargne aucun âge de la vie.

Les débuts sont insidieux ; la fièvre, modérée, dure rarement au delà de deux jours ; le sujet n'éprouve que quelques douleurs à la déglutition.

Le pharynx est plus ou moins rouge; une amygdale ou les deux sont gonflées. Bientôt apparaît sur l'organe affecté une tache blanche très nettement circonscrite, qui s'épaissit rapidement et prend une consistance membraniforme.

La membrane muqueuse au-dessous est parfaitement saine, l'épithélium est cependant détruit.

Après quelques heures, la pseudo-membrane est plus saillante, plus adhérente.

Le voile du palais, la luette, se tuméfient, se couvrent de fausses membranes, ainsi que l'autre amygdale et le fond du pharynx.

Les ganglions lymphatiques de l'angle de la mâchoire sont tuméfiés.

La dysphagie augmente peu à peu. Les urines contiennent déjà de l'albumine. Peu à peu, la fausse membrane gagne le larynx et la trachée. Le timbre vocal se modifie, le malade a de petites quintes de toux sèche et sourde. A chaque inspiration, se produit un sifflement laryngo-trachéal. La voix s'éteint. On constate alors des hémorrhagies fréquentes sous forme de trans-sudation sanguine. Si la maladie ne cède pas, le malade meurt par adynamie, par syncope.

Si la maladie cède, le malade est exposé à des troubles paralytiques qui surviennent quelques jours ou quelques semaines après la guérison de l'angine. C'est généralement par le voile du palais que ces paralysies débutent.

Elles peuvent, soit se limiter au voile du palais, soit se généraliser. On a observé une forme paraplégique indépendante de tout autre trouble paralytique [1], on a signalé la paralysie précoce des muscles du tronc et de la nuque. Tous les organes des sens peuvent être atteints par la paralysie diphtéritique, ainsi que les muscles de la respiration et le cœur.

Ces paralysies peuvent causer une mort presque immédiate ou disparaître après quelques semaines ou quelques mois.

Ces paralysies sont produites par le poison diphtéritique agissant et sur le système nerveux périphérique et sur les cellules des centres nerveux, qu'il paralyse et dont il anéantit les fonctions.

La localisation de la diphtérie au larynx est la plus fréquente, mais toutes les muqueuses et la peau dénudée de son épiderme peuvent être envahies.

A l'autopsie, les fausses membranes ont en partie disparu. Examinées pendant la vie, on les voit constituées par un réseau plus ou moins dense de fibrine, englobant des cellules épithéliales modifiées, des cellules lymphatiques migratrices, des globules rouges et des micro-organismes. La muqueuse est dépolie, ecchymotique, rarement ulcérée.

Les cryptes de l'amygdale ont perdu leur revêtement épithélial, remplacé par la fausse membrane; le tissu conjonctif de la muqueuse est infiltré de globules rouges et blancs, les vaisseaux capillaires sont remplis de globules blancs; par suite de l'inflammation, le volume de la glande est parfois considérable [2].

Le pharynx est le siège de lésions analogues. Les ganglions lymphatiques du cou sont tuméfiés, infiltrés d'un suc séreux louche et parfois purulent.

[1] Maingault; Paralysies consécutives à la diphtérie.
[2] Cornil et Babès ; Les bactéries, pag. 453.

Les sillons de séparation des circonvolutions cérébrales présentent quelques ecchymoses.

Les lésions pulmonaires sont très fréquentes.

Les reins sont presque toujours altérés, on y constate de l'hyperémie et de l'hémorrhagie, de l'état trouble de l'épithélium des tubuli.

Les fibres du myocarde sont atteintes de dégénération granuleuse ; l'endocarde présente quelquefois des traces d'endocardite.

Le sang est couleur de sépia, fluide; le nombre des globules rouges est diminué.

Telle est l'action du bacille de Klebs sur l'organisme humain.

2° Mais l'homme n'est pas le seul être apte à contracter la diphtérie; les animaux, en dehors de tout contact avec l'homme, peuvent être atteints de cette maladie.

Avant de discuter la question de savoir si la diphtérie des animaux est la même que celle de l'homme, discussion réservée pour une autre partie de notre travail, nous allons étudier cette diphtérie des animaux, telle que nous la trouvons décrite dans les *Bactéries*, par Cornil et Babès, 1890.

La diphtérie est une des maladies les plus communes et les plus meurtrières qui sévissent sur les animaux de basse cour, les poules et les pigeons. Elle est éminemment contagieuse. Elle atteint également les moineaux, les faisans, les perdrix, etc., surtout quand ces oiseaux sont domestiqués. Ce sont les espèces étrangères les plus rares qui en sont le plus facilement atteintes, parce qu'elles ne sont pas acclimatées. Elle commence chez les poulets par la muqueuse linguale et buccale (pépie). On voit, sur les bords de la langue, des plaques épaisses de couleur grise, jaunâtre, adhérentes, sèches, quelquefois croûteuses qui se propagent, soit du côté des fosses nasales, soit du côté du larynx, qui peut être totalement envahi, ainsi que les poumons et les sacs aériens du péritoine. Les muqueuses seules ne sont pas atteintes. La surface de la peau, et en même temps le derme, les glandes cutanées, les glandes annexes du tube digestif,.le tissu conjonctif de l'orbite, sont le siège de pseudo-membranes ou d'une sécrétion fibrineuse de couleur jaunâtre, pulpeuse, sèche, qui forme de véritables tumeurs de la grosseur d'un petit pois ou davantage.

A l'autopsie des oiseaux, les lésions sont quelquefois très étendues, de telle sorte que, chez les pigeons par exemple, le tissu conjonctif du cou peut être tout à fait infiltré, épaissi, enflammé et comprimer le larynx et la trachée, dont les muqueuses sont couvertes de pseudo-membranes.

A l'examen microscopique et après coloration, les bacilles sont vus très nombreux à la surface de la pseudo-membrane et même dans sa couche superficielle. Ils ont à peu près la même longueur et le même diamètre que les bacilles de la diphtérie cutanée de l'homme. Ils sont cependant plus lisses et plus uniformes, et ils ne présentent ordinairement pas de renflements. Ils peuvent, d'après Cornil et Babès, se cultiver à une température de 20°.

Ces mêmes bacilles sont retrouvés dans les fausses membranes du poumon et de l'intestin.

Les lapins présentent fréquemment une diphtérie gastro-intestinale caractérisée par la présence de fausses membranes à la surface du tube digestif.

Le veau peut être atteint spontanément de diphtérie. Elle commence par la muqueuse buccale, les joues, la langue, le voile du palais. Elle se caractérise par une exsudation jaune pénétrant profondément dans la muqueuse sous-jacente. Souvent le larynx et les fosses nasales ont été infectés.

Les symptômes généraux consistent dans une extrême fatigue, écoulement de salive, jetage nasal, diarrhée, etc. La maladie, dont la durée est variable, se termine par la mort en quatre ou six jours ou en quelques semaines.

Les individus employés aux soins des veaux malades ont gagné la diphtérie.

Lœffler, qui a examiné des fausses membranes, y a découvert des bâtonnets moitié moins longs que les bacilles du charbon; les inoculations faites à des lapins les ont tués en un jour.

CHAPITRE III.

1° La diphtérie, nous venons de le voir en étudiant l'action du bacille de Klebs sur l'homme et les animaux, est une maladie infectieuse, spécifique, épidémique, contagieuse, d'origine microbienne.

Comment l'homme peut-il contracter la diphtérie? La diphtérie des animaux est-elle transmissible à l'homme, et réciproquement? Y a-t-il une diphtérie ou des diphtéries ?

Telles sont les questions que nous allons essayer de résoudre dans cette partie de notre travail.

Comment l'homme peut-il contracter la diphtérie? Sevestre, dans une leçon publiée le 3 mai 1890[1], admet une contagion immédiate et une contagion médiate.

La contagion immédiate se produit : 1° par l'inoculation directe du bacille ou des fausses membranes. Malgré les échecs de Trousseau et de Peter, cette inoculation est parfaitement démontrée par les faits cités par Bergeron, Weber, Œrtel et Paterson ; 2° par le contact direct d'un malade atteint de diphtérie et d'un sujet qui ne l'est pas. Ces contacts se font, dit Bard[2], dans la famille, par les relations de voisinage, à l'école où les récréations et la sortie sont plus dangereuses que le voisinage en classe. Les enfants, en effet, mis en liberté, parlent, crient, toussent, se rient à la figure, sont en contact constant.

Il n'est pas de praticien qui n'ait constaté par lui-même ce mode de contagion direct, et la nécrologie médicale voit tous les

---

[1] Des conditions de propagation de la diphtérie. Progrès médical, tom. II, n° 18.
[2] Bard; Lyon médical, 10 février 1889.

jours de nouveaux noms s'ajouter à la liste, déjà trop longue, des médecins morts victimes de leur dévouement.

Ce mode de contagion serait, pour Bard, *à peu près le seul* à incriminer dans la plupart des cas. « La contagion, dit-il, est le facteur exclusif de la dissémination de la diphtérie ; elle ne s'exerce pas purement et simplement par l'air ambiant ; il n'y a pas, à proprement parler, de zone dangereuse autour du malade immobile, le danger commence avec les mouvements, avec l'expiration. » Et plus loin : « Le germe a besoin d'être acciden-tellement expulsé du foyer [1] ».

La contagion médiate peut se produire de bien des façons : 1° par l'air ; 2° par les effets ; 3° par les instruments ; 4° par les voitures qui ont servi au transport des malades ; 5° par une tierce personne ; 6° par les chiffons.

Depuis quelques années on soupçonne un danger imprévu, une origine nouvelle du poison diphtéritique : la transmission de la diphtérie par les animaux domestiques (plus particulièrement les gallinacés), et par leurs produits.

1° Par l'air. Le bacille de la diphtérie, peu importe pour le moment sa provenance, est transporté par l'air mélangé ou non à des poussières. A l'état de pureté, Sevestre déclare qu'il ne peut être transporté à plus d'un mètre. Klebs (de Zurich) affirme catégoriquement la transmission aérienne et le rôle des poussières comme agents. Il aurait inoculé la diphtérie à des lapins en les faisant respirer dans des espaces clos où il avait semé de la cendre et des débris de fausses membranes.

Le Dr Hubert Airy [2] rapporte une observation sur le transport du contage par l'air.

Miquel dit qu'à Paris le percement des rues augmente les maladies zymotiques.

---

1 Bard ; *loc. cit.*
2 Brit. med. Journ., 1882.

Sevestre[1] incrimine aussi l'air, Grancher déclare que l'air en mouvement est un puissant propagateur de la diphtérie. Klebs a remarqué qu'à Zurich on prenait la diphtérie surtout le mardi et le vendredi, jours de balayage. On a observé, chez des militaires, plusieurs cas de diphtérie à la suite d'une longue marche par un vent violent(?).

Teissier (de Lyon[2]) dit : « D'après l'ensemble de nos recherches, nous croyons pouvoir avancer que la diphtérie est une maladie surtout infectieuse dont le germe (B. de Lœffler ou de Cornil), transmis par l'intermédiaire des poussières atmosphériques, a pour voies d'absorption essentielles les organes respiratoires.

2° Par les effets. Nous avons déjà cité, à propos de la longévité du bacille diphtéritique, l'histoire de cette malle expédiée d'Algérie à Laval, contenant des effets ayant appartenu à une personne morte de la diphtérie.

Salter[3] cite une famille composée de neuf personnes, dont cinq furent atteintes de diphtérie pour avoir porté du linge repassé par une blanchisseuse dont le fils avait la diphtérie.

3° Par les instruments. Nous avons rapporté l'observation d'un homme qui prit la diphtérie en se badigeonnant la gorge avec le pinceau qui avait servi pour son fils, mort longtemps auparavant de diphtérie.

Guersant a observé trois opérations de phimosis faites avec un bistouri ayant servi pour une personne atteinte de diphtérie; dans les trois cas, on a constaté sur le prépuce la présence de fausses membranes diphtéritiques.

4° Par les voitures. La plupart du temps, les malades atteints de diphtérie sont transportés à l'hôpital dans une voiture

[1] Soc. méd. des Hôp. de Paris, 1889.
[2] Compt. rend. de l'Acad. des Sciences, 1887, pag. 1636.
[3] Brit. med. Journ., décembre 1883.

publique. Parrot. cite un cas de contagion par une voiture de place. A Lyon, le fait a aussi été observé.

5° Par tierce personne. Il est bien souvent impossible de retrouver l'étiologie exacte d'un cas de diphtérie ; on cherche en vain quand, comment et où le malade a pu se trouver en contact avec un diphtéritique. Dans certains de ces cas (nous verrons plus loin où peut se trouver quelquefois la cause ignorée de la diphtérie), le contage a eu lieu par tierce personne.

Le Dr Thoinot [1] a constaté qu'une personne quittant un foyer de diphtérie, et tout à fait indemne elle-même, peut transporter le mal au point où elle va s'établir.

Le Dr Escalier (d'Alais) nous a cité le fait d'une personne venant de soigner en ville un enfant atteint de diphtérie et la communiquant, dans un village éloigné, à plusieurs autres enfants, sans présenter elle-même aucun accident diphtéritique.

Le Dr de Crésantigne [2] cite, dans sa Thèse, des cas de contagion par tierce personne.

6° Par les chiffons. Les chiffons ont été accusés depuis fort longtemps de transporter les germes de maladies infectieuses, choléra, typhus, etc. La diphtérie, on le comprend, est facilement transportée par ce véhicule, et Rossigneux [3] cite 37 cas de contagion bien nette.

7° *Par les animaux et leurs produits.* Dans la *Revue d'Hygiène* de 1879, pag. 237, Nicati (de Marseille) cite une épidémie de diphtérie observée chez les volailles par M. Gavard, vétérinaire, et lui. Puis il ajoute : «Nous nous sommes demandé si la diphtérie des poules pouvait avoir une relation quelconque avec la diphtérie de l'homme.» Nicati a cherché tout autour du foyer diphtéritique, il n'a rien trouvé chez l'homme. Mais il a appris qu'au

---

[1] Revue d'Hygiène, 1887, pag. 658.
[2] Thèse de Paris, 1885.
[3] Thèse de Lyon, 1890.

moment où sévissait l'épizootie, les cas de diphtérie humaine étaient plus nombreux que d'habitude.

Il fit avec succès des inoculations de poule à poule, de poule à lapin. Quelque temps après, il constata une nouvelle épizootie et une nouvelle augmentation des décès.

Il conclut à la possibilité de la contagion de l'homme par les animaux.

OBSERVATION IV.

Dans la même *Revue d'Hygiène* et la même année [1], le Dr Power rapporte qu'en 1878 une épidémie de diphtérie éclata dans le nord de Londres. Chargé de l'enquête, il publia son rapport le 10 décembre 1878. Sur une population de 15,000 personnes, il y avait eu 200 cas de diphtérie et 20 décès. Impossible de trouver un cas importé; bonne eau; un égout obstrué. Le Dr Morton, adjoint à Power, crut remarquer qu'il y avait une relation entre la répartition des cas et celle du lait d'un fournisseur. Power fait une enquête et constate que : dans la zone épidémique, sur 473 familles prenant le lait X, 286 sont atteintes de diphtérie. Sur 2,227 familles de la même zone et recevant un autre lait, 30 seulement ont la diphtérie. En dehors de la zone, on trouvait quelques cas chez des personnes qui avaient consommé du lait incriminé. Les vaches qui produisaient le lait X étaient atteintes de gorget ou mammite. Le Dr Smée dit que, lorsque la diphtérie éclata à Working, où demeurait la princesse Marie, il y avait le gorget à la ferme.

OBSERVATION V.

Le Dr Bilhault [2], en 1882, est appelé auprès d'un malade dans la gorge duquel il trouva des fausses membranes parfaite-

---

[1] Revue d'Hygiène, 1879, pag. 160.
[2] Moniteur médical, 14 juin 1890, pag. 385.

ment caractéristiques ; les ganglions du cou étaient énormes, la langue tuméfiée. Il apprend que le malade, grand amateur de pigeons, avait eu plusieurs de ces oiseaux malades, et qu'un d'entre eux, se trouvant plus malade que les autres, il lui avait donné à manger de bouche à bec. Il ressentit un jour, après un de ces repas, un sentiment de chaleur sous la langue ; il ne peut affirmer si l'oiseau lui a donné un coup de bec.

Le pigeon mourut, le docteur le réclama, et l'examen qui en fut fait par lui et un vétérinaire permit d'affirmer que le pigeon était mort de la diphtérie.

Bien que dès sa première visite le docteur eût conseillé de conduire les enfants à la campagne, ce qui fut fait d'ailleurs, le petit garçon fut atteint, au bout de cinq jours, d'une diphtérie qui se localisa sur les amygdales et le voile du palais. Il guérit d'ailleurs comme son père.

OBSERVATION VI.

Due à M. le professeur Carrieu.

Le premier fait où j'ai soupçonné la transmission possible d'une maladie des pigeons à un enfant remonte à l'hiver 1885, peu après les remarquables travaux de Lœffler. Au mois de décembre, je fus appelé non loin de chez moi, dans une des rues étroites du centre de la ville, où j'ai eu depuis l'occasion d'observer deux ou trois cas de diphtérie. Dans un appartement peu aéré, je trouvais malade une petite fille que j'avais vue naître deux ans auparavant et jusque-là très vigoureuse. L'enfant était en complète suffocation, la voix éteinte, les yeux hagards, du tirage ; rien ne manquait au sombre tableau. Je n'eus pas de peine, en examinant la gorge du pauvre petit être, à constater qu'elle était tapissée de fausses membranes qui s'étendaient, hélas ! beaucoup plus bas. L'enfant était malade depuis deux ou trois jours, me dit la mère, qui ne croyant avoir affaire qu'à un simple rhume l'avait fait vomir. Sur la table de la cuisine, qui à cause de la saison rigoureuse servait de chambre à la jeune malade, gisait un pigeon mort, me dit la mère, étouffé par la pépie, tandis que trois ou quatre volatiles de même espèce se promenaient autour du berceau de l'enfant. J'enlevais des fausses membranes de la gorge de l'enfant et râclais l'intérieur du bec du pigeon. Je transportais le tout à la Faculté, où nous pûmes constater des bacilles analogues dans les deux productions. Mais nos tentatives de culture, qui semblaient d'abord donner des résultats satisfaisants, n'aboutirent point.

Inutile d'ajouter que la pauvre petite, que je revis quelques heures après, était morte avant le lendemain.

OBSERVATION VII.

Due à M. le Professeur Carrieu

Le deuxième fait qui m'a vivement frappé est plus récent.

Le 20 décembre 1888, je suis appelé près de l'usine à gaz pour voir la jeune E. B..., âgée de 3 ans, mais qui depuis la veille a de la fièvre, de la difficulté pour avaler et de la toux pénible. Je trouve une enfant très angoissée, le visage vultueux, les narines dilatées. Pouls 120; peau chaude et sèche; impossibilité de prendre la température à cause de l'agitation de l'enfant; quelques râles sibilants et ronflants plus marqués à droite qu'à gauche, mais pas de matité. L'examen de la gorge montre les amygdales rouges, gonflées, au contact, avec une fausse membrane grisâtre de la largeur d'un noyau de cerise sur l'amygdale droite; une plaque moins grande vis-à-vis à gauche et deux petits points sur la luette; les ganglions du cou sont engorgés, mais l'enfant est scrofuleuse, elle avait eu de l'entérite avec du muguet et ganglions mésentériques volumineux pendant l'été, elle est atteinte d'otorrhée depuis un mois environ. Les parents racontent que la petite fille est depuis plusieurs jours confinée à

3

la chambre à cause du mauvais temps et d'un léger rhume qui
la faisait tousser sans presque provoquer de fièvre, quand la
veille il y a eu aggravation de son état : elle a cessé de s'amuser
avec son pigeon, le seul qui lui reste de deux qu'une complai-
sante voisine lui avait donnés environ trois semaines auparavant.
L'autre avait succombé, il y a dix jours, avec du mal dans la gorge ;
or l'enfant avait l'habitude de caresser ces volatiles, de les em-
brasser et de leur faire prendre leur nourriture dans sa bouche.
Le pigeon survivant est du reste malade, il se pelotonne dans
un coin du petit lit, l'œil terne, les plumes soulevées, non lissées ;
sa langue est sèche, blanchâtre, ainsi que le fond de la gorge,
qui ne présente pas la coloration rosée normale. Je fais immédiatement enlever l'animal, qui fut dans la journée mis à mort
et enfoui après l'enquête à laquelle je me livrais.

Dans l'étroite cour de la maison, où prend jour la chambre de
la petite malade, existe un pigeonnier fort exigu et peu propre
où nichent de nombreux oiseaux ; plusieurs ont succombé dans
les dernières semaines au mal de gorge, et c'est de ce pigeonnier
que sont venus les deux jeunes pigeons de notre petite malade.
Bien que n'ayant pas constaté de pigeons malades actuellement,
je conseille de désinfecter lo local avec une forte solution phéni-
quée et de blanchir à l'eau de chaux.

Quant à la petite malade, la nature de son angine n'était pas
douteuse ; je ne parviens qu'avec peine à détacher des fragments
de fausses membranes caractéristiques. Je badigeonne, séance
tenante, avec un collutoire qui avait été employé antérieurement
contre le muguet présenté par la petite malade.

Je prescris des badigeonnages avec : 4 gram. de borate de
soude, 10 gouttes créosote liquide, 20 gram. de miel rosat et
glycérine. Je me sers pour ces applications d'un tampon de toile
monté sur un bâton légèrement flexible. On les renouvellera
toutes les heures, ou toutes les deux heures si l'enfant repose.
Dans l'intervalle, gargarisme ou lavage avec de l'eau seconde

de chaux récemment préparée et une cuillerée à café d'une potion
contenant 10 gram. de rhum, 2 gram. benzoate de soude et 100 gr.
sirop de tolu. Lait avec eau de chaux, pastilles de borate de soude
à volonté.

La mère, très intelligente et très dévouée, se rend parfaitement compte de la façon dont il faut procéder, et à ma visite du
soir je trouve une amélioration sensible dans l'état local, il y a
moins de fausses membranes.

Le lendemain, l'état s'est légèrement aggravé pendant la nuit;
il y avait de la dyspnée plus marquée, on a fait vomir l'enfant
avec du sirop d'ipéca. Mais les fausses membranes, moins régu-
lièrement enlevées, sont plus abondantes et envahissent en parti-
culier la luette. J'insiste pour des badigeonnages fréquents et
méthodiques, et je donne l'exemple de la façon de procéder
malgré les cris de l'enfant.

Le 22, la petite malade avale mieux, les amygdales sont moins
grosses, la gorge est encore très rouge et piquetée de blanc, mais
les membranes n'ont pas de tendance à s'accroître, il y a moins
de fièvre. On espace les badigeonnages et les lavages.

Les jours suivants, l'amélioration persiste, sauf que le 27
nous constatons une très grande faiblesse, des selles involon-
taires et la voix plus nasonnée que les premiers jours, bien qu'il
n'y ait plus à ce moment de fausses membranes. On a cessé la
médication depuis la veille, on insiste sur les toniques, et la malade
se rétablit complètement dans l'espace de quelques semaines.

OBSERVATION VIII.
Due à M. le professeur Carrieu.

Moins d'un mois après ce premier cas, le 19 janvier 1889, je
vois, sur le même palier de la maison citée plus haut, la jeune
M..., âgée de 14 ans, qui présente, sur son amygdale droite, rouge
et tuméfiée, une large plaque membraneuse de la dimension
d'une pièce de 20 centimes. La fièvre est modérée : 39°,2; 96 pul-

sations, douleurs vives dans la gorge. Je badigeonne la gorge avec une solution de van Swieten que j'avais sous la main. Je dois faire remarquer que la jeune M... n'avait pas pénétré chez la voisine depuis la maladie de la petite B..., dont on avait recueilli la sœur indemne. Je prescrivis des badigeonnages avec miel rosat, acide phénique et glycérine, des gargarismes et des lavages avec l'eau de chaux, des pastilles au borate de soude ; cinq prises avec 20 centigr. salol et bicarbonate de soude que l'on prendra dans une cuillerée d'eau miellée.

Le soir, le thermomètre monte jusqu'à 40°,1, une plaque sur l'amygdale gauche ; on a commencé le traitement fort tard et assez irrégulièrement, un seul paquet de salol a été pris. Je détache assez facilement des membranes par un lavage à l'eau de chaux suivi d'un écouvillonnage au tampon. On continuera le traitement.

Le lendemain dimanche 20 janvier, l'état local est meilleur, la fièvre a diminué ; 38°,3 et 85 pulsations, le soir la température n'a pas été prise.

Le 21, encore quelques points blancs sur l'amygdale droite, 37°,1, la malade peut avaler et demande à manger, on supprime le salol, on continue des badigeonnages quatre à cinq fois par jour et autant de gargarismes.

Le 23, toutes les membranes ont disparu, je cesse de voir la jeune M..., mais le 31 janvier je suis rappelé pour voir la tante de la malade qui l'avait soignée et présentait, elle aussi, des points blancs sur l'amygdale gauche et la luette ; quelques écouvillonnages glycérinés phéniqués en eurent raison en deux ou trois jours.

OBSERVATION IX.

Due à M. le professeur Carrieu.

Dans la nuit du dimanche au lundi 25 février 1889, la petite G. S..., enfant de 4 ans, et de bonne santé habituelle, est prise de fièvre, de dyspnée et d'une toux non point rauque et reten-

tissante mais suspirieuse et éteinte. Les parents sont d'autant plus
alarmés qu'ils ont perdu, il n'y a pas deux ans, un beau garçon
qui a succombé à une diphtérie généralisée après avoir présenté
des phénomènes analogues. En examinant la gorge, je n'aperçois
qu'une rougeur diffuse avec gonflement considérable des amygdales, quelques ronchus à l'auscultation, qui me font penser au
début d'une fièvre éruptive ; la température est à 39°,8 ; le pouls
à 120. Je rassure les parents plus que je ne le suis moi-même,
et je prescris un vomitif. Quelques gouttes d'aconit dans de
l'eau sucrée et des pastilles de chlorate de potasse qu'on avait
sous la main.

Dans la matinée, j'aperçus avec peine une petite plaque grisâtre dans le sillon qui sépare la luette de l'amygdale droite
tuméfiée et en contact avec elle. La température est à 40°, le pouls
autour de 120. Je fais aussitôt un badigeonnage avec le collutoire glycéro-phéniqué. Je prescris des lavages et des gargarismes
à l'eau de chaux et une potion avec un gramme benzoate de soude.

J'apprends alors que l'enfant qui est par ailleurs dans d'excel-
lentes conditions hygiéniques, bien qu'habitant près de la maison où j'ai constaté les cas précédemment cités, était bien
portante la veille et, malgré le froid assez vif, avait fait sa pro-
menade habituelle. Recherchant l'origine de cette manifestation
diphtéritique, je m'enquiers s'il n'y a pas eu de communication
directe avec le voisinage, car non loin de là, quelques semaines
auparavant, était mort un enfant du croup, et j'avais observé les
angines couenneuses signalées plus haut ; rien de positif de ce
côté. Je soupçonne aussi une transmission par des objets ayant
appartenu au frère, mais il y a eu un changement de résidence,
et rien dans le nouvel appartement n'a pu être contaminé.

Le soir, la température est au-dessus de 40°, la plaque s'est
étendue ; j'en détache une parcelle par un vigoureux badigeon.
La voix est bonne, la toux retentissante.

Le 26, la nuit est meilleure, la fièvre a diminué : 39°,3. Une fausse membrane sur la luette et une autre sur l'amygdale, mais séparées par un espace sain; les badigeonnages sont faits méthodiquement et enlèvent chaque fois des fragments de membranes, la voix est un peu nasonnée; la petite malade avale mieux, mais est plus inquiète. T. 39°,4.

Le 27 encore, des fausses membranes qui se détachent pour ne plus apparaître le soir; la gorge est gonflée, ganglions dans la région postérieure du cou. T. 38°,6 le matin et 38° le soir. On espace les badigeonnages, on insiste sur les toniques. La constipation, qui persiste depuis le début, est combattue par 50 centigrammes de calomel.

Au sortir de la maison, ayant vu des pigeons dans le jardin, je demandais à la bonne s'il n'y en avait point de malades et si la petite fille ne s'amusait pas avec les volailles. Elle me répondit qu'aucun des pigeons n'avait offert de signes de maladies, mais que la pépie sévissait dans le poulailler et que, la veille du jour où la petite G... était tombée malade, elles étaient allées ensemble soigner une poule atteinte de la maladie et qui venait de succomber le jour même. Je pensais à faire transporter l'animal au laboratoire de la Faculté pour pouvoir faire des cultures; mais, craignant une propagation plus grande dans un milieu déjà prédisposé, je crus plus prudent, après mûr examen, de faire enfouir la volaille et désinfecter le poulailler.

Les jours suivants, la jeune malade continua à marcher vers la guérison sans aucune complication.

Il me semble que, si ces faits, ne sont pas absolument démonstratifs, la preuve matérielle de la contagion n'étant pas possible à donner, ils offrent du moins, par les circonstances où ils se sont produits, un ensemble de particularités qui doit faire admettre, par un esprit non prévenu, la possibilité plus que probable de la transmission d'une maladie des volailles aux enfants.

On remarquera que les pigeons sont le plus souvent incriminés ; ces animaux sont assez nombreux dans les basses-cours, se privent très facilement et se prêtent assez volontiers aux caresses des enfants.

Les observations v, vi, vii, viii et ix sont particulièrement intéressantes par les nombreux détails qu'elles renferment.

Si les cultures faites avec l'animal du n° 5 n'ont pas continué à prospérer, il ne s'ensuit pas que le bacille de Lœffler en fût absent. Un simple refroidissement ou une élévation de température imprévus ont peut-être arrêté sa croissance. Dans l'Obs. viii, la contagion a pu se faire par tierce personne, mais il ne faut pas oublier que dans la cour se trouvait un poulailler infesté. Dans l'Obs. ix, on pourrait admettre un transport par les effets, malgré le changement de domicile ; mais, pour nous, c'est pendant sa visite aux animaux malades que la petite fille a été infectée.

OBSERVATION X.

Notre ancien condisciple Caillet, interne à Lyon à Sainte-Eugénie, avait sa chambre au-dessus d'une volière contenant des faisans. Pour une raison ou pour une autre, ces faisans furent atteints de diphtérie. Poussé par la curiosité, Caillet observa ces volatiles et, l'un d'eux étant mort, il le prit entre les mains pour l'examiner. Quelques jours après, sans autre étiologie connue, Caillet mourait de diphtérie maligne.

Certains auteurs ont, en effet, constaté que la diphtérie des faisans, en se communiquant à l'homme, revêtait un caractère d'exceptionnelle gravité.

OBSERVATION XI.

Skiatos est une île du nord de la Grèce. La ville principale, fondée depuis cinquante-deux ans, compte 4,000 habitants ; il n'y a jamais eu de diphtérie.

En juin 1884, le Dr Paulinis[1] soigne 7 enfants atteints en
même temps de diphtérie. 5 succombent, et en quelque temps
la ville est envahie. En cinq mois, 125 personnes sont atteintes,
36 meurent. Le docteur apprend que dans le quartier où habi-
taient les 7 premiers malades atteints se trouvait un poulailler
où l'on avait mis 12 dindons arrivant de Salonique. Peu de
temps après leur arrivée, ils eurent la diphtérie, tous moururent, sauf un seul qui resta paralysé des pattes.

OBSERVATION XII.

Le Dr Klein[2] a remarqué que, des chats étant atteints d'une
affection pulmonaire, les enfants qui jouaient avec eux contrac-
taient la diphtérie. Ou bien encore que les chats d'une maison
où se trouvaient des enfants malades de diphtérie tombaient
malades.

Au printemps de 1889, il y eut une épidémie assez étendue de
cette maladie, sévissant sur les chats. L'épidémie prit naissance
dans une maison où, peu de temps après, apparurent des cas de
diphtérie. Les animaux étaient atteints d'une suffocation des
voies respiratoires, avec amaigrissement considérable et paralysie de l'arrière-train.

Emmerich (de Munich)[3] a observé un homme mordu au doigt
par un chien atteint de diphtérie. Bientôt la plaie fut couverte
de fausses membranes identiques à celles de la diphtérie humaine.

Pelham cite une épidémie de diphtérie observée à Brent, consécutive à des cas de diphtérie chez des moutons et chez des
chevaux.

Si les animaux nous donnent la diphtérie par contage immé-

---

[1] Bulletin médical, 26 février 1888, pag. 252.
[2] Revue des sciences pures et appliquées, juin 1890, pag. 338.
[3] Revue d'Hygiène, 1884, pag. 851 et seq.

diat, ils peuvent nous la donner aussi par contage médiat, soit au moyen de leurs produits, lait, dépouilles, etc., soit surtout par les milieux ensemencés par eux, je veux dire les fumiers de tout genre.

Menziès [1], dans les conclusions de sa Thèse, s'exprime ainsi : « Je crois que dans toute épidémie de diphtérite nous devons chercher la source du mal dans le voisinage des poulaillers, des tas de fumier, surtout dans le fumier d'écurie et les dépôts de guano. »

Delthil [2] incrimine aussi le fumier souillé par les animaux de basse-cour.

Ferrand et Teissier [3] (de Lyon) ont trouvé 37 fois les fumiers, ensemencés par les volailles, au nombre des causes étiologiques de la diphtérie.

Longuet joint son avis à celui des auteurs précédents ; il déclare que la cavalerie est trois fois plus atteinte de diphtérie que l'infanterie ; que la caserne la plus frappée est celle qui est voisine du dépôt des fumiers de la Compagnie générale des Omnibus de Paris.

Grognot de Milly [4] dit que les puits au niveau du sol, dans le village de Vaudoué, sont facilement infestés par les fumiers des cours et les eaux des toits sur lesquels s'établissent les pigeons.

2° Nous venons d'étudier les différents modes de contagion de la diphtérie ; nous avons vu qu'ils sont fort nombreux ; restent à examiner quelles sont les circonstances qui favorisent cette contagion, qui influent sur la plus ou moins grande malignité de l'affection.

On a invoqué comme circonstances facilitant la contagion : les

[1] Thèse de Paris, 1881, pag. 17.
[2] Association française pour l'avancement des sciences. Nancy, 1886.
[3] Congrès international d'hygiène et démographie. Vienne, 1887.
[4] Bulletin général de thérapeutique, 1889, pag. 309.

conditions sanitaires défectueuses ; le refroidissement ; les basses températures, les faibles pressions, l'humidité ; les maladies antérieures et coexistantes ; l'âge.

1° Conditions sanitaires défectueuses. Barnes [1] dit que la diphtérie se développe graduellement par des conditions sanitaires défectueuses plutôt que sous l'influence d'un germe défini. Nous n'avons pas besoin d'insister pour démontrer la fausseté de la dernière partie de cette proposition ; nous admettrons volontiers que les conditions sanitaires défectueuses préparent un terrain favorable à l'évolution de la diphtérie.

2° Le refroidissement. Teissier [2] dit que le refroidissement agit en mettant l'organisme en état d'opportunité morbide.

3° Les basses températures, les faibles pressions, l'humidité. Teissier trouve un rapport entre l'augmentation de la diphtérie et les variations atmosphériques ; Podolinski a étudié cette action dans les parties humides de la Russie, les provinces de Pultawa et de Kiew ; ses conclusions sont les mêmes que celles du professeur lyonnais.

Barnes, Sprench Wintgens et Dœts prétendent que la diphtérie subit une exacerbation en hiver, au moment où cependant les ferments ont le moins d'activité. Henry Roger, dans ses statistiques, compte 576 cas pour l'automne et pour l'hiver, 370 cas seulement pour le printemps et l'été.

Bertillon, dans l'*Annuaire statistique de la ville de Paris* pour 1883, constate la même action du temps froid et humide.

Bard [3] admet comme causes adjuvantes les facteurs météorologiques, vents, brouillards, humidité, l'influence saisonnière.

D'après Emmerich (de Munich), la diphtérie serait plus fréquente en hiver parce que l'homme est plus sédentaire, que le

---

[1] Brit. med. Journ., juillet 1888.

[2] Compt. rend. de l'Académie des Sciences, 1886, pag. 1676 et séq.

[3] Bard ; *loc. cit.*

contact avec les animaux enfermés est plus fréquent et plus facile.

Altschul et Erismann [1] disent que les locaux humides, même neufs et luxueux, favorisent la propagation de la diphtérie.

Le Dr Provost va même plus loin. Dans le journal de la *Santé publique* et la *France médicale* de 1889, n° 56, il cite le fait d'une bonne qui aurait été atteinte de diphtérie pour avoir couché dans une chambre humide contenant des moisissures. Comme il n'apporte ni preuves, ni inoculations, ni cultures, nous n'avons pas cru devoir faire un chapitre spécial sur l'étiologie de la diphtérie au point de vue des champignons. Ils s'agissait certainement, dans ce cas, d'une simple coïncidence.

4° Les maladies antérieures et coexistantes.

Teissier admet un parallélisme évident avec les affections aiguës des voies respiratoires. Il déclare en outre qu'à Lyon les cas de diphtérie sont en raison inverse des cas de fièvre typhoïde, que certains quartiers de la ville où la fièvre typhoïde est à l'état endémique présentent très rarement des cas de diphtérie. Tursfield, en 1879, considérait ce rapport comme absolument constant.

Variot [2] cite des cas nombreux d'angines non spécifiques, coïncidant avec une épidémie de diphtérie.

Caillé [3] (*A Method of prophylaxis in Diphtheria*) déclare, avec raison, que la moindre altération de la gorge prédispose à la diphtérie.

La rougeole a pour complication fréquente la diphtérie. Nous justifierons plus loin cette assertion lorsque le moment sera venu d'exposer la théorie de l'unité de la diphtérie.

Dès 1830, Wolf [4] signale la diphtérie comme complication

[1] Semaine médicale, 29 août 1890. pag. 318.
[2] Bulletin médical, 1887.
[3] New-York Acad. of Medic., 1888.
[4] De morbillorum epidemia, etc Bonnæ, 1821.

dans une épidémie de rougeole à Bonn; mais c'est Rosien de Rosenstein qui le premier a saisi des rapports entre la diphtérie et la rougeole.

Lombard[1] fait la même remarque à Genève en 1832.

Des cas nombreux de croup ont été observés pendant l'épidémie de 1837 et 1838 dans le district de Bisigheim; le croup se manifestait pendant la période de desquamation. (*Hauff. Medic. Abhandlungen.* Stuttgard, 1839.

Dans l'épidémie qui a sévi à Londres vers la fin de 1842, West a trouvé souvent des plaques pseudo-membraneuses sur le voile du palais, sur les amygdales, le pharynx ou même toute l'étendue de l'œsophage; des fausses membranes occupaient l'épiglotte et le larynx.

Sanné, dans son *Traité de la diphtérie*, pag. 353, déclare que la diphtérie morbilleuse est la plus fréquente.

La diphtérie apparaît quelquefois avant l'éruption, mais plus souvent pendant ou après. L'angine seule, ou associée au croup, est fréquente.

La scarlatine peut aussi se compliquer de diphtérie, mais moins souvent que la rougeole. Sur 11 cas de scarlatine avec angine, deux fois seulement T. Wurtz et H. Bourges[2] ont trouvé de la diphtérie. La fièvre typhoïde se complique assez souvent aussi de diphtérie.

5° L'âge. Trousseau déclare que l'angine diphtéritique est plus fréquente dans le jeune âge. W. Ogle dit que, sur 100 personnes ayant plus de 20 ans et exposées au contage diphtéritique, 14 seulement ont été infectées.

Quelles sont les circonstances qui influent sur la plus ou moins grande malignité de la diphtérie ?

La gravité de la diphtérie dépend et des conditions parti-

---

[1] Gazette médicale, 1832.
[2] Arch. de Méd. expér. et d'Anat. pathol., mai 1890.

culières au sujet porteur du bacille et aussi à la virulence du
bacille. Il est bien certain que si l'organisme du sujet est débilité
par un mauvais état général habituel ou une maladie acciden-
telle, il résistera beaucoup moins qu'à l'état de santé.

Lœffler, dans son rapport au Congrès international pour l'avancement des Sciences en 1890, déclare que les sujets doués de
prédispositions ou d'une réceptivité spéciale pour la diphtérie
peuvent très bien contracter cette même maladie en dehors de
toute lésion préalable de la muqueuse.

La présence, dans les fausses membranes, du microbe pseudo-
diphtéritique ou atténué explique la différence de gravité entre
les divers cas de diphtérie.

En effet, toutes les diphtéries n'ont pas la même gravité ; à
côté de celles qui tuent, il en est qui guérissent très facilement.

Ces diphtéries atténuées donnent, par l'ensemencement, des
microbes spécifiques de même aspect que les microbes des
diphtéries les plus fortes, des colonies de mêmes caractères.

Dans deux cas de croup bénin, guéris en dix ou douze jours,
Roux et Yersin ont trouvé des bacilles à virulence atténuée,
causant un œdème plus ou moins considérable aux cobayes
injectés.

Une condition qui doit certainement influer sur la malignité
de la diphtérie est la présence, dans la fausse membrane, de
nombreux microbes.

Peters[1] a trouvé des grégarines enkystées dans les fausses
membranes diphtéritiques de l'homme.

Mitchel Prudden[2] dans 24 cas de diphtérie humaine a trouvé
le streptococcus diphteriæ semblable au streptococcus pyogenes
et au streptococcus erysipelatis. Pour lui, l'organisme réagit
différemment et produit ou le phlegmon, ou l'érysipèle, ou la
diphtérie.

[1] Berl. klin. Woch., 1888.
[2] Americ. Journ. of the medic, scienc., 1889.

Ces microbes qui accompagnent le bacille de la diphtérie, ainsi que les micro-organismes de la bouche, peuvent, peut-être, fort bien servir à exalter ou à diminuer la virulence du bacille diphtéritique.

Le coccus de l'érysipèle exalte la virulence du bacille diphtéritique, c'est avec lui que Roux et Yersin sont parvenus à rendre toute son énergie au bacille diphtéritique affaibli.

Ainsi que nous l'avons dit plus haut, nous rapprocherons ici de ces faits les résultats obtenus, dans la guérison de la diphtérie, par l'inoculation de l'érysipèle.

Ces expériences sont dues à M. Babtekinsky [1].

L'auteur a observé trois cas d'angine couenneuse avec propagation aux fosses nasales, dont une à forme gangréneuse, guéris sous l'influence de l'érysipèle survenu au cours de la maladie.

Il eut l'idée d'inoculer l'érysipèle aux malades atteints de diphtérie.

A l'aide d'une épingle à vaccin, il prit quelques gouttes de sang sur une plaque érysipélateuse et les inocula, dans la région sous-maxillaire, à un petit garçon atteint d'angine diphtéritique.

Douze heures après, autour du lieu de l'inoculation se produisait une rougeur augmentant d'étendue et se répandant sur toute la face. Les glandes sous-maxillaires étaient gonflées ; quelque temps après, une chute de température se produisait et le malade guérissait.

Chez d'autres malades, Jankowski vit l'érysipèle se développer au bout de quatre, six, huit et douze heures ; sa marche était faible, la rougeur moins intense que d'habitude, la guérison rapide. Ordinairement, à mesure que le processus érysipélateux se développe, les glandes cervicales diminuent de volume, la température s'abaisse, les fausses membranes disparaissent, les malades ont moins de difficulté pour avaler, l'écoulement du nez

[1] Wratch, 1890.

cesse. Il existe aussi une rougeur diffuse dans le pharynx ; tous ces phénomènes s'observent au bout de vingt-quatre heures.

Cornil et Babès pensent que le streptococcus qui accompagne chez l'homme le bacille de Lœffler joue, chez l'homme, le même rôle que la solution de continuité sans laquelle l'animal ne prendrait pas la diphtérie. Il paraîtrait, en effet, que le poison diphtéritique peut être ingéré en grande quantité par le pigeon et le cobaye, sans conséquence fâcheuse.

Ce streptocoque, qui pénètre dans la profondeur des organes, doit être un facteur important dans la généralisation et la transmission de la maladie.

3° La diphtérie des animaux est-elle transmissible à l'homme, et réciproquement ?

A propos des différents modes de contagion par les animaux et leurs produits, nous avons cité les cas fort intéressants rapportés par le Dr Nicati à propos des poules ; Bilhault, des pigeons ; Rossigneux, des faisans ; Paulinis, des dindons ; Klein, des chats ; Emmerich, des chiens ; Pelham, des moutons et des chevaux ; Power, du lait ; Longuet, des fumiers.

Nombreux sont les exemples de transmission de la diphtérie à l'homme, par les animaux, qui nous restent à citer.

OBSERVATION XIII [1].

En 1881, on apporta dans un établissement d'incubation de Messelhausen 2,600 poules, dont 1,400 moururent bientôt après de diphtérie. 1,000 poulets, nés pendant l'épizootie, et 5 chats moururent emportés par la même maladie, deux mois après l'invasion de la diphtérie dans l'établissement.

Un gardien qui badigeonnait la gorge d'un coq malade, ayant

[1] Sevestre ; Progrès médical, tom. XI, n° 18, 3 mai 1890.

été mordu par le volatile, eut de la lymphangite et des fausses membranes sur la plaie.

Les deux tiers des journaliers employés dans la maison eurent de l'angine diphtéritique, et l'un d'eux la donna à ses trois enfants.

OBSERVATION XIV.

Boïng Merdingen[1] soignait dans une ferme une fille de 10 ans atteinte de diphtérie. Il eut l'occasion de voir une poule malade et apprit que depuis six semaines la diphtérie était dans la ferme et que six poules étaient mortes.

L'enfant avait nourri des poulets malades en leur introduisant le bec dans sa bouche pleine de pain.

OBSERVATION XV.

Delthil[2] a communiqué à la Société de Médecine pratique l'observation suivante : Une vieille dame, très soigneuse de sa basse-cour, se blesse légèrement au vagin en introduisant un pessaire. A ce moment même, une épidémie de diphtérie décimait ses volailles. Peu après, la dame est atteinte de diphtérie vaginale et succombe à l'infection générale, sans manifestations pharyngiennes de la maladie. Ce qui n'empêcha pas son fils, son petit-fils, la nourrice et une garde-malade d'être atteints consécutivement d'angine, manifestement diphtéritique.

OBSERVATION XVI.

Turner (16e rapport annuel of local gouvernement Board 1886-87) cite une épidémie de diphtérie qui a débuté dans une ferme où, trois ans auparavant, les volailles étaient toutes mortes de pépie.

[1] Deutsch. med. Woch., 1886.
[2] Gazette médicale de Paris, 18 février 1888.

Dans le même rapport il parle d'un poulet acheté malade à Thougam. Ce poulet, transporté dans un village où il n'y avait ni pépie ni diphtérie humaine, infecte d'abord ses congénères et cause ensuite une épidémie de diphtérie dans le village.

Delthil [1] cite les cas suivants de communication de la diphtérie, des animaux à l'homme :

1° Trois atteintes successives, chez le fils d'un marchand de volailles, coïncidant avec une épidémie de diphtérie des poules ;

2° Un cas de diphtérie chez l'enfant d'une femme habile à enlever la pépie ;

3° Un cas de diphtérie coïncidant avec de la diphtérie chez les pigeons ;

4° Un cas de diphtérie chez un enfant qui a gardé pendant la nuit, dans son lit, une poule morte de la pépie ;

5° Des cas de diphtérie chez des enfants qui ont joué avec un pigeon mort de la pépie ;

6° Un cas de diphtérie chez un enfant qui jouait dans un endroit où l'on plumait les volailles ;

7° Un cas consécutif à une épidémie de lapins.

Le Dr Thoinot [2] rapporte qu'à Creil, en 1863 et 1864, il y eut 83 morts consécutives à des cas de diphtérie. Or, à cette époque-là, un éleveur déclara à un médecin qu'il perdait tous ses jeunes pigeons, de peau blanche dans le gosier.

Le même docteur ajoute qu'à Nemours, de 1859 à 1860, il y eut une épidémie de diphtérie humaine en même temps que de pépie.

Tels sont les faits par lesquels on peut démontrer la possibilité de la transmission de la diphtérie des animaux à l'homme. Nous allons rapporter quelques exemples de transmission, de l'homme à l'animal.

[1] Société de Médecine pratique, février 1888.
[2] Revue d'Hygiène, 1887, pag. 658 et seq.

OBSERVATION XVII.

M. Challan de Belval [1] cite un exemple remarquable de cette transmission. Sa fille, ayant été atteinte de diphtérie à Perpignan, fut transportée encore malade à Bourbonne. Un chien qu'elle aimait, allait et venait dans la chambre ; quelques jours après, il était atteint de diphtérie bien marquée. Il guérit, mais resta paralysé pendant trois mois.

Cette observation est d'autant plus intéressante que l'animal présenta cette paralysie que l'on considérait autrefois comme la caractéristique de la diphtérie humaine.

OBSERVATION XVIII.

Teissier rapporte le fait suivant : Un enfant de la campagne est atteint de diphtérie grave. La trachéotomie, jugée nécessaire, est pratiquée. A la suite de cette opération, le malade est pris d'un violent accès de toux, pendant lequel il rejette de nombreuses fausses membranes. Un coq, qui allait et venait dans la chambre, se précipite sur elles et les avale. Quelques jours après, il meurt de diphtérie.

Le Dr H. Barbier [2] dit : « C'est un fait d'observation que les animaux de basse-cour enclos dans le voisinage du pavillon d'isolement, à l'Hôpital des Enfants Malades, prennent souvent la diphtérie et en meurent. Les oiseaux sont susceptibles de contracter la diphtérie, et c'est par leur intermédiaire que les fumiers, ensemencés pour ainsi dire, donnent des foyers d'infection et de dissémination.»

Ces faits de contagion de l'homme à l'animal sont moins nombreux dans la science que les faits contraires, par la raison bien

---

[1] Revue d'Hygiène, pag. 665, 1887.
[2] Gazette médicale de Paris, 26 janvier 1889.

simple que l'homme malade, gardant la chambre, trouve peu d'occasions de se mettre en contact avec les animaux, sauf les circonstances exceptionnelles que nous avons citées.

Après l'examen de tous ces faits, nous en arrivons tout naturellement à nous demander si la diphtérie humaine est la même que la diphtérie des animaux ; s'il y a une diphtérie ou des diphtéries ?

4° Nombreux sont les auteurs qui se sont occupés de cette question, et les avis sont fort partagés.

Pour plus de clarté, nous donnerons d'abord les opinions favorables à l'identité des deux diphtéries, en second lieu les opinions qui lui sont contraires, enfin nous examinerons les unes et les autres et chercherons de quel côté se trouve la vérité.

En 1884, Emmerich (de Munich)[1] démontre par l'inoculation, la culture, l'examen microscopique, l'identité complète de la diphtérie du pigeon et de la diphtérie humaine. Dans les deux maladies, il a trouvé le même microbe, remarqué la même évolution. Il a vu la diphtérie se transmettre du pigeon à l'homme et de l'homme au pigeon. En Italie, au siècle dernier, les épidémies d'une maladie qui paraît être la diphtérie s'étaient également transmises des animaux à l'homme. Le sol humide et le lait lui paraissent de bons milieux de culture ; quant au bacille, il l'a isolé par les procédés de Pasteur et de Koch.

Tigri, Letzerich, Lœffler, Babès, Talamon, reconnaissent l'analogie de la diphtérie aviaire et de la diphtérie humaine.

En 1887, Vincenzo Cozzolino affirme l'identité des deux diphtéries. (*Traité de la diphtérie*. Naples, 1887.)

Chauveau[2], au Congrès d'hygiène de Vienne 1887, déclare que l'impression qu'il a ressentie à la lecture des faits concernant l'identité de la diphtérie humaine et aviaire est entièrement

---

[1] Congrès d'Hygiène de La Haye. Revue d'Hygiène, pag. 851 et seq., 1884.
[2] Revue d'Hygiène, pag. 915 et seq., 1887.

favorable à l'identité de la diphtérie humaine et de la forme grave de la diphtérie des oiseaux.

Teissier, en 1887 aussi, affirme l'identité de la diphtérie des oiseaux et de la diphtérie de l'homme; il montre que la diphtérie des oiseaux est plus grave qu'on ne le croit ; que la diphtérie est très fréquente à la campagne dans les élevages d'animaux de basse-cour.

Il déclare, dans les comptes rendus de l'Académie des Sciences en 1887, que les volailles, poules et pigeons, susceptibles de contracter la diphtérie, sont très probablement les agents de cet ensemencement. Les cas observés par lui sont indiscutables, 14 fois sur 27 il a vu la diphtérie naître près de dépôts de chiffons, de paille, de fumier sans cesse remués par des poules et des pigeons ; dans trois de ces cas, il a pu remonter à la maladie de la volaille.

Bard, lui-même, qui n'admet que très exceptionnellement le transport du contage par un animal, s'exprime ainsi dans les instructions sommaires qui suivent son mémoire : « Il faut surveiller l'état sanitaire des animaux de basse-cour, volailles ou pigeons notamment, et sacrifier ceux d'entre eux qui seront atteints de pépie. »

Le Dr Barbier, que nous avons déjà cité, déclare que l'on a trouvé dans la diphtérie spontanée des oiseaux le bacille de Klebs et de Lœffler. Les exsudats des muqueuses et des viscères sont très violents, le sang et le mucus intestinal le sont moins.

Jules Simon [1] constate l'identité de la diphtérie humaine et de la diphtérie expérimentale obtenue par l'inoculation sur les animaux.

Ces faits et les observations que nous avons déjà fait connaître constituent, en quelque sorte, le plaidoyer en faveur de

[1] Leçon sur la diphtérie. Bulletin médical, 1890.

l'identité de la diphtérie de l'homme et de celle des animaux.

Exposons maintenant l'opinion des différents auteurs opposés à cette identité.

En 1879, Mégnin, dans la *Tribune médicale*, s'élève contre l'idée de l'identité des diphtéries humaine et animale.

En 1884, Cornil et Mégnin disent qu'il n'y a pas de transmission possible et cherchent à différencier les bacilles.

Colin (d'Alfort) déclare à l'Académie des Sciences, en 1885, qu'il n'a pas pu inoculer la diphtérie humaine au porc, et que la diphtérie des oiseaux est, croit-il, différente de celle de l'homme.

Dans les nᵒˢ 5 et 6 des *Archiv. für Wissenschaftlichen Thierheilkunden*, parus en 1887, nous lisons que d'après les expériences entreprises à l'office de santé on peut conclure que la transmission de la diphtérie des volailles aux animaux est possible, mais que cette diphtérie est différente sous tous les rapports de la diphtérie de l'homme.

M. Nocard, dans la *Revue d'Hygiène* de 1887, dit que la diphtérie des poules est toute différente et qu'on voit les petits paysans se rouler sur les fumiers où grouillent toute une série de poules malades, sans que, pour cela, ils aient rien eux-mêmes.

Fernand Widal s'exprime ainsi dans la *Gazette hebdomadaire de Médecine et de Chirurgie*, janvier 1889 : « Le microbe décrit par Roux et Yersin ne ressemble nullement par ses caractères à ceux qu'ont trouvés différents expérimentateurs dans la diphtérie spontanée des volailles. Au cours des recherches entreprises avec M. Dieulafoy sur une maladie des pigeons, nous avons deux fois, avec notre Maître, trouvé presque à l'état de pureté un microbe en chaînettes dans les fausses membranes développées spontanément au niveau du pharynx de ces animaux. Ce sont là des faits contraires à l'opinion soutenue par les hygiénistes qui voient dans la diphtérie une maladie à nous transmise par les gallinacés. »

Il y a près d'un an, une épidémie très grave de diphtérie ré-
gnait chez les volatiles du Jardin d'Acclimatation, à Paris. Les
parents, effrayés par certains articles de journaux, hésitaient à
y laisser s'amuser leurs enfants, causant ainsi un préjudice pé-
cuniaire considérable à l'Administration. Le directeur s'adressa
à M. Saint Yves Ménard, ancien directeur de l'établissement, qui
publia dans la *Revue d'Hygiène* de mai 1890 un article sur la
non-identité de la diphtérie humaine et de celle des oiseaux.

La diphtérie humaine et la diphtérie des oiseaux sont, dit
M. Saint-Yves, deux maladies différentes produites par deux microbes absolument différents, ainsi que l'ont montré les recherches de Lœffler, Cornil et Mégnin. Mais on pourrait se demander, malgré cette différence, si la maladie n'est pas transmissible ? Elle ne l'est pas ; et la diphtérie des oiseaux, éminemment
contagieuse entre oiseaux, a régné d'une façon désastreuse,
certaines années, au Jardin d'Acclimatation, sans que jamais on
ait observé un cas de transmission à l'homme. Cependant, les
ouvriers employés aux soins des oiseaux étaient des enfants.

M. Saint-Yves Ménard cite à l'appui de sa proposition un autre
fait, à lui communiqué par le Dr Strauss [1]. Ce dernier a remarqué
que les gaveurs de profession, qui nourrissent à Paris les pigeons,
de bouche à bec, ne sont jamais atteints de diphtérie, bien que
les pigeons, ceux d'origine italienne surtout, aient bien souvent
la diphtérie.

Il termine sa communication par un parallèle entre le bacille
de l'homme et celui des animaux, et conclut en disant que la
diphtérie de l'homme et celle des oiseaux sont spécifiquement
différentes et n'ont de commun que le nom.

Nous venons d'exposer les faits tels que nous les avons
trouvés dans les journaux, ou qu'on nous les a communiqués; quel
enseignement pouvons-nous en retirer ?

[1] Semaine médicale, 25 juin 1890.

Et d'abord un fait nous frappe, c'est le grand nombre de cas dans lesquels la transmission de la diphtérie de l'animal à l'homme est parfaitement constatée.

Nous voulons bien que tous ne présentent pas la rigueur d'observation que la science est en droit d'exiger; on nous accordera cependant que le fait de notre Obs. XIII vaut bien celui cité par Saint-Yves Ménard ; les conditions sont les mêmes, et le résultat bien différent.

Le fait de Delthil, Obs. XV, est bien décrit; celui de Challan de Belval, Obs. XVII, de même. Ces deux faits, Obs. XIII et XV sont d'autant plus intéressants que la diphtérie communiquée au premier sujet a pu reproduire la même maladie chez plusieurs autres.

Si, malgré l'assertion d'Emmerich, on ne veut pas admettre l'identité de la diphtérie des oiseaux et de celle de l'homme, et sa transmissibilité surtout dans les cas où cette diphtérie a pu se propager chez d'autres hommes avec ses caractères bien nets, il faut admettre une série de coïncidences bien extraordinaires.

En effet voilà, pour Delthil seul, plus de 14 cas dans lesquels il croit avoir remarqué la transmission nette de la maladie de l'oiseau à l'homme ; il nous paraît logiquement impossible d'admettre que 14 fois les malades se sont trouvés atteints d'une diphtérie, venant d'un autre malade, juste à point pour que l'invasion de cette maladie coïncide avec le contact d'un animal infecté.

A ces 14 cas nous pouvons ajouter aussi les 14 cas de Teissier, dans trois desquels il a pu remonter jusqu'à la maladie de la volaille.

Nous n'hésitons pas à affirmer, pour notre propre compte, que la transmission de la diphtérie des animaux à l'homme, et réciproquement, nous paraît un fait hors de doute.

En est-il de même pour l'identité des deux diphtéries?

L'objection la plus forte que l'on ait faite à cette identité repose sur la différence des microbes au point de vue morphologique, au point de vue de leurs propriétés, de leurs réactions physiologiques.

Ces différences sont-elles si tranchées ? Il nous suffit de rappeler les caractères du microbe diphtéritique vrai, du pseudo-diphtéritique·et du microbe décrit chez les animaux.

1° Microbe diphtéritique vrai. Sa longueur est celle du bacille tuberculeux, un peu plus épais.

Peut se cultiver sur la gélatine nutritive à la température ordinaire, mais mieux sur du bouillon de veau à 35°.

Il peut se conserver longtemps à la température ordinaire et à l'air.

Assez lisse sur les cultures récentes, il devient granuleux, renflé en poire ou en massue dans les cultures anciennes.

Il meurt à 48° humides et à 99° secs.

Inoculé, il produit un œdème étendu, un tissu induré avec piqueté hémorrhagique au lieu de l'inoculation.

2° Bacille pseudo-diphtéritique. Il pousse à la température ordinaire.

Il croît bien sur la gélatine nutritive à 20 et 22°.

Sur le sérum, il paraît souvent plus court que le bacille diphtéritique vrai.

Inoculé, il ne produit pas la mort de l'animal.

3° Bacille de la diphtérie des animaux. D'après Cornil et Babès, il a à peu près la même longueur et le même diamètre que le bacille de la diphtérie cutanée de l'homme.

Il ne présente ordinairement pas de renflements et paraît lisse.

Il se cultive sur la gélatine nutritive à 20°.

L'inoculation produit, d'après Colin, toutes les formes que la maladie revêt dans les conditions ordinaires.

Si nous lisons attentivement la description de ces trois microbes, les différences paraissent bien moins tranchées que

veulent bien le dire les adversaires de l'identité des deux diphtéries. Il y a fort peu de différence entre le bacille pseudo-diphtéritique et le bacille des animaux.

Saint-Yves Ménard donnait comme différence essentielle,
entre le bacille des oiseaux et celui de l'homme, le pouvoir que
possède le bacille des animaux de se cultiver à 20° sur la gélatine nutritive, de ne donner qu'exceptionnellement la mort des
animaux inoculés et de ne causer au point d'inoculation qu'un
abcès caséeux semblable à de la matière tuberculeuse.

C'était au mois de mai 1890 qu'il publiait ces faits. En juillet
1890, Roux et Yersin, dans les *Annales de l'Institut Pasteur*,
publiaient la découverte du bacille pseudo-diphtéritique qui, lui,
se cultive parfaitement aussi sur la gélatine nutritive à 20 et 22°,
et ne cause pas la mort des animaux auxquels on l'injecte, mais
des œdèmes plus ou moins marqués.

Nous voyons qu'il n'existe pas beaucoup de différence entre le
bacille pseudo-diphtéritique et le bacille des animaux au point
de vue de leurs propriétés et de leurs réactions physiologiques.

Restent les différences morphologiques. Nous avons vu que le
bacille vrai subit des changements de forme par suite de l'ancien-
neté plus ou moins grande de ses cultures ; certaines de ces
formes se rapprochent parfaitement des formes du bacille des
animaux. D'ailleurs, il se peut fort bien que le milieu, le terrain
changeant, le bacille prenne des formes différentes en passant
d'un organisme dans l'autre, la température agissant puissam-
ment sur ces transformations.

Pourquoi le bacille de la diphtérie humaine ne se conduirait-il
pa à l'égard des animaux comme le charbon à l'égard des
poules de Pasteur ? Il a suffi de refroidir ces volatiles pour leur
faire contracter une maladie à laquelle, à leur température normale, ils étaient complètement réfractaires.

Dans la première partie de notre travail, nous avons démontré
que le bacille diphtéritique atténué et le bacille pseudo-diphté-

ritique ne sont qu'une seule et même chose. Nous terminerons cette discussion en disant que, pour nous, il n'existe pas, entre le bacille des animaux et le bacille pseudo-diphtéritique de l'homme, des différences assez tranchées pour permettre de considérer ces deux bacilles comme distincts.

De là à conclure à l'identité des deux diphtéries humaine et animale il ne reste qu'un pas. Nous le franchirons en affirmant que, pour nous, la pépie des oiseaux, commençant par le pharynx, s'étendant aux fosses nasales, produisant des paralysies ou faisant mourir l'animal, si elle ne correspond pas à la forme maligne de la diphtérie chez l'homme, reconnaît la même cause, produit les mêmes effets que l'angine diphtéritique ordinaire, l'angine couenneuse, le croup.

Enfin y a-t-il une diphtérie ou des diphtéries ?

Nous venons de donner notre avis sur l'identité de la diphtérie humaine et de la diphtérie animale, reste à nous prononcer sur les angines pseudo-membraneuses morbilleuse et scarlatineuse.

La rougeole, nous l'avons dit plus haut, peut se compliquer de diphtérie.

De nombreux auteurs, Rosen de Rosenstein, Wolff, Bisigheim et autres avaient pensé à une diphtérie spéciale, il n'en est rien. Il faut distinguer dans la manifestation pharyngée de la rougeole deux choses bien distinctes : les fausses membranes dues à l'angine morbilleuse et dans lesquelles on n'a jamais trouvé le bacille de Klebs, enfin les fausses membranes diphtéritiques proprement dites.

La diphtérie, comme le dit Renout[1] dans sa Thèse, est une complication surajoutée à la rougeole, mais que celle-ci ne peut créer de toutes pièces. Il s'agit d'angine, de laryngite diphtéroïde.

[1] Paris, 1887.

La scarlatine se complique aussi d'angine pseudo-membraneuse. Wurtz et H. Bourges[1], dans aucun des 9 cas d'angine pseudo-membraneuse précoce, qu'ils ont étudiés, n'ont trouvé le bacille de Lœffler, mais un streptocoque associé ordinairement au staphylococcus pyogenes aureus, et une seule fois au staphylococcus albus. Ce streptocoque est très analogue mais non pas identique à celui de l'érysipèle. Les cultures peuvent produire des fausses membranes sur la muqueuse buccale des pigeons.

La scarlatine ne crée pas non plus une diphtérie spéciale, mais fournit un excellent terrain de culture à la diphtérie ordinaire.

Ces observations montrent qu'il n'existe pas de diphtérie morbilleuse et de diphtérie scarlatineuse. C'est la diphtérie ordinaire qui vient s'implanter sur un terrain parfaitement préparé pour la recevoir.

Nous nous sommes attaché plus haut à démontrer l'identité de la diphtérie humaine et de la diphtérie animale; les observations de Renout, de Wurtz et Bourges nous démontrent, à leur tour, que la distinction de diphtéries morbilleuse et scarlatineuse ne doit plus exister.

De ces faits, que devons-nous conclure? C'est que la diphtérie est une dans sa cause; que les modifications qu'elle subit chez les différents êtres, son essence restant toujours la même, sont simplement dues à des influences de milieu.

[1] Arch. gén. de Méd. expér. et d'Anat. pathol., mai 1890, pag. 341.

CONCLUSIONS.

De l'étude que nous avons faite, il résulte que :

1° Le bacille de Klebs-Lœffler est l'agent spécifique de la diphtérie ; la contagion est toujours la conséquence de l'action de ce bacille, dont les propriétés biologiques nous ont expliqué les divers modes de propagation de la maladie ;

2° Le contage peut rester virulent pendant plusieurs années ;

3° La diphtérie est transmissible de l'homme à l'homme ; de l'homme aux animaux, et réciproquement ; de l'animal à l'animal. Cette transmission se fait, soit directement, soit indirectement par l'air, les effets, les instruments, les voitures, une tierce personne, les chiffons, les produits des animaux : lait, fumier, etc.

4° La pépie des animaux est de même nature que l'angine couenneuse ou le croup de l'homme ;

5° La diphtérie est *une* dans sa cause, ses manifestations subissant l'influence des milieux ;

6° Au point de vue prophylactique, tout animal atteint de diphtérie doit être considéré comme dangereux, et autant que possible sacrifié ;

7° Tous les objets, quelle que soit leur nature, qui ont été en contact avec un *animal* atteint de diphtérie, ou ses produits, doivent être, autant que possible, désinfectés à l'étuve par la vapeur sous pression.

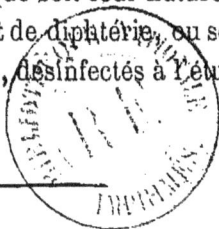

INDEX BIBLIOGRAPHIQUE.

ALTSCHUL et ERISMANN. — Sem. méd., 1889, pag. 318.

Archiv für Wissenschaft. Thierheilkunden, B. 5 et 6, 1887.

BABTEKINSKY. — Wratch, 1890.

BARBIER. — Gaz. méd. de Paris, 1889, pag. 37.

BARD. — Rapport sur l'épidémie d'Oullins. Lyon médical, 1889.

BARNES. — Ass. méd. brit., 1888.

— An adress on the etiologia of diphteria. Brit. med. Journ., juillet 1888.

BEHRING et KITASATO. — Sem. méd., pag. 452, 1890.

BERTILLON. — Annuaire statistique de la ville de Paris, pag. 175, 1889.

BOÏNG MERDINGEN. — Deutsch. med. Wochenschrift, 1886.

BRIEGER et FRAENKEL. — Gaz. méd. de Paris, 1890.

Bulletins et Mémoires de la Société de Médecine vétérinaire, pag. 420, 1889.

CAILLÉ.— A method of prophylaxis in diphteria, N.-Y. Acad. of Med., 1888.

CHALLAN DE BELVAL. — Revue d'Hygiène publique, pag. 665, 1887.

CHANTEMESSE ET VIDAL. — Société de Médecine publique, 1889.

CHAUVEAU. — Congrès international d'Hygiène et de Démographie de Vienne, 1887.

COLIN (d'Alfort).— Académie des Sciences, 1885.

COMBAUD. — Thèse de Paris, 1879.

CORNIL et MÉGNIN. — Société de Biologie, 1884.

CORNIL et BABÈS. — Les bactéries, 1890.

DELTHIL. — Ass. franç. pour l'avanc. des Sciences. Nancy, 1886.

— Société de Médecine pratique, février 1888.

— Gaz. méd. de Paris, pag. 81, 1888.

DYON. — Thèse de Paris, 1873.

EMMERICH. — Identité des diphtéries. Congrès intern. de La Haye, 1884.

ESPINE (D') et MARIGNAC. — Revue d'Hygiène, pag. 266, 1890.

FAGOT. — Thèse de Lyon, 1890.

FERRAND. — Rapport sur la propagation de la diphtérie. Congrès de Vienne, 1887.

— Lyon médical, 1885.

— Thèse de doctorat, 1885.

FRAENKEL. — Expér. sur la production de l'immun. contre la D. Sem. méd., pag. 452, 1890.

FRANKLIN PARSONS EPIDEMIOLOGICAL SOCIETY, 1884.

Gazette médicale de Paris, pag. 211, 1890.

HAUFF. — Med. Abhandlungen. Stuttgard, 1832.

Havre (le). — Bull. hebd. de stat. démogr. et méd., 1890.

HEUBNER. — Contribution à l'étude de la diphtérie. Jahrbuch für Kinderl., 1887.

HOEL. — Revue d'Hygiène publique, pag. 730, 1889.

HUBERT AIRY. — Brit. med. Journ., 1882.

KLEIN. — Rapport annuel au local governement Board, 1890.

— Revue générale des Sciences pures et appliquées, pag. 338, 1890.

— Centralblatt für Bact. und Parasit., 1890.

LŒFFLER. — Mith. aus den Keiserl. Gesundheitsamt. tom. II.

— Deutsche med. Wochenschrift. Janvier, février 1890.

— Sem. méd., pag. 318, 1890.

LOMBARD. — Gazette médicale, 1832.

LONGUET. — Congrès international de Vienne, 1887.

MÉGNIN. — Tribune médicale, pag. 214, 1879.

— Revue d'Hygiène, pag. 585, 1879.

MENZIÈS. — Thèse de Paris, 1881.

MITCHEL PRUDDEN. — Étiologie de la diphtérie. Am. Journ. of med. Sc., 1889.

NICATI (de Marseille). — Marseille médical, pag. 105, 1879.

— Revue d'Hygiène, pag. 237, 1879.

NOCARD. — Revue d'Hygiène, pag. 605, 1887.

PAULINIS. — Bulletin médical, 1888.

PETERS. — De la présence de grégarines enkystées dans la fausse membrane dipht. chez l'homme. Berlin, klin. Woch., 1888.

PETIT. — Revue d'Hygiène, 1888.

— L'origine aviaire de la diphtérie. Bull. méd., pag. 242, 1888.

POWER. — Report to the local gov. Board on epidemia preval. of dipht. in north London. Revue d'Hygiène, pag. 160, 1879.

RENAUT. — De la diphtérie consécutive à la rougeole. Thèse de Paris, 1887.

RENOU. — Abeille médicale, 1889.

RIBBERT. — Bacille de la diphtérie intestinale des lapins. Deut. med. Woch., 1887.

ROSSIGNEUX. — Thèse de Lyon, 1890.

ROUX et YERSIN. — Annales de l'Institut Pasteur, décembre 1888, juillet 1890.

SANNÉ. — Traité de la diphtérie, pag. 533.

SEVESTRE. — Sur le mode de transmission de la rougeole et de la diphtérie. Soc. méd. des Hôp. de Paris, 1889.

— Leçon sur la transmission de la diphtérie. Bull. méd., 1890.

— Des conditions de propagation de la diphtérie. Progrès médical, mai 1890.

— Nature et traitement de la diphtérie. Progrès médical, pag. 327, 1890.

SIMON (Jules). — Leçon sur la diphtérie. Bull. méd., 1890.

SPRENCH WINTGENS. — Mederl. Tijdscha. v. Geneesk, 1889.

TEISSIER. — La nature et les voies de propagation de la diphtérie. Rev. d'Hyg., pag. 914, 1887.

— Comptes rendus de l'Acad. des Sciences, pag. 1676, 1887.

— Comm. à la Soc. franç. pour l'avanc. des Sciences, 1889.

THOINOT. — Note sur l'étiologie de la diphtérie. Revue d'Hyg., pag. 658, 1877.

TROUSSEAU. — Clinique médicale, tom. I, pag. 362.

VALLIN. — Revue d'Hygiène, pag. 519, 1888.

WURTZ et BOURGES. — Arch. de Méd. exp et d'Anat. path., 1890.

YVES (SAINT-) MÉNARD. — De la non-identité de la diphtérie humaine et de la diphtérie des oiseaux. Rev. d'Hygiène, 1890.

ZARNIKO. — Centralblatt für Bact. und Parasit., 1889.

TABLE DES MATIÈRES.

INTRODUCTION.. 5
CHAPITRE PREMIER. — Étude du bacille de la diphtérie considéré en lui-même.. 7
   1º Historique... 7
   2º Recherche, culture du bacille, caractères............. 9
   3º Expériences de laboratoire sur les animaux........... 11
   4º Découverte des toxines, préparation, action sur les ani-
     maux, composition chimique 13
   5º Longévité du bacille et de ses produits............... 15
   6º Le bacille pseudo-diphtéritique: description, recherche,
     caractères, son origine, sa nature. Le bacille atténué.
     Atténuation, retour à la virulence; identité des deux ba-
     cilles... 17
   7º De l'immunité, sa production, sa nature 19
CHAPITRE II. — Le bacille de la diphtérie en contact avec
l'homme et les animaux 21
   1º Chez l'homme: étude de la diphtérie en général, descrip-
     tion, anatomie pathologique.......................... 21
   2º Chez les animaux: étude générale. Description de la
     diphtérie des oiseaux, des lapins, des veaux 24
CHAPITRE III 27
   1º Modes de contagion, immédiate, médiate; inoculation,
     contact direct, air, effets, instruments, voitures, tierce
     personne, chiffons, animaux et leurs produits.......... 27
   2º Circonstances qui favorisent la contagion et influent sur
     la malignité: conditions sanitaires défectueuses, refroidis-
     sement, basses températures, faibles pressions, humidité;
     maladies antérieures et coexistantes, l'âge; atténuation
     du bacille, présence de microbes divers............... 41
   3º La diphtérie des animaux est-elle transmissible à l'homme
     et réciproquement? Observations..................... 47
   4º Y a-t-il une dipthérie ou des diphtéries?............ 51
INDEX BIBLIOGRAPHIQUE..................................... 61

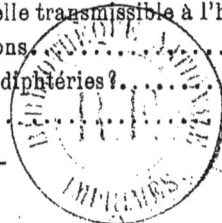

www.ingramcontent.com/pod-product-compliance
Lightning Source LLC
Chambersburg PA
CBHW070820210326
41520CB00011B/2042